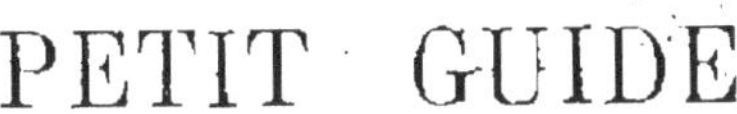

PETIT GUIDE

DE LA

SANTÉ

Hygiène, Médecine, Pharmacie

TROISIÈME ÉDITION

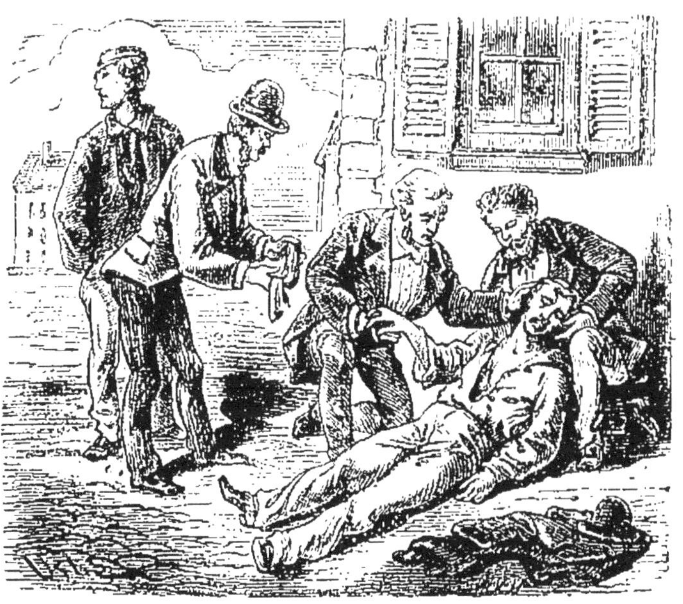

PARIS
LIBRAIRIE DES FAMILLES
71, RUE DES SAINTS-PÈRES, 71

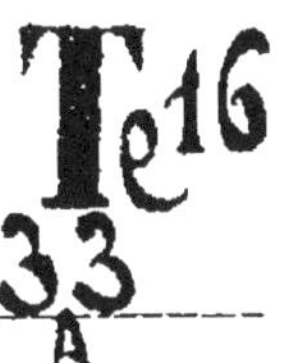

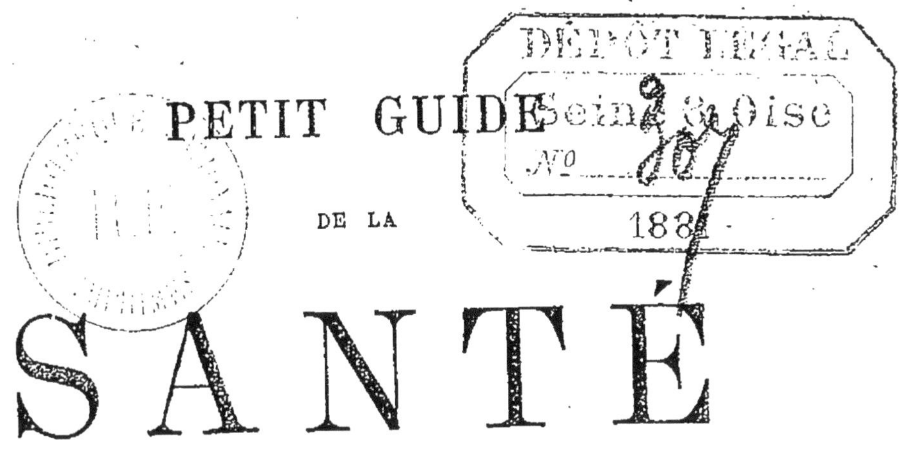

PETIT GUIDE

DE LA

SANTÉ

Hygiène, Médecine, Pharmacie

TROISIÈME ÉDITION

PARIS
LIBRAIRIE DES FAMILLES
71, RUE DES SAINTS-PÈRES, 71

À NOS LECTEURS.

Avec l'autorisation de l'auteur, nous avons emprunté au Manuel du docteur Dehaut, en les abrégeant, les enseignements qui forment le fonds de ce petit Guide de la santé. Une double pensée nous a guidé dans ce travail : 1° faire une chose utile aux personnes qui lisent peu, en mettant à leur portée des conseils à la fois clairs, brefs et utiles dans tout le cours de la vie; 2° faire connaître, à tous ceux qui ne le connaissent pas encore, l'ouvrage si utile du docteur Dehaut. Ce livre a déjà eu de nombreuses éditions, et il est journellement feuilleté par des milliers de personnes ; mais, ce n'est pas assez, et nous espérons que ceux qui liront attentivement notre opuscule penseront, comme nous, que sa place est dans toutes les familles, sans exception.

Comment pourrait-il en être autrement ? L'ouvrage, imprimé avec soin, sur un papier solide, forme un beau volume de 486 pages. Il est écrit avec une clarté et une simplicité telles qu'auun lecteur, quelque ignorant qu'il soit, ne peut pas ne pas comprendre. Il n'a pas la prétention d'enseigner toute la médecine, ce qui est impossible; mais, il fait comprendre une multitude de choses utiles soit à la conservation de la santé, soit à la guérison d'un nombre considérable de maladies. Il ne prétend pas non plus enseigner la pharmacie, mais il fait connaître un certain nombre de préparations d'un usage fréquent, et dont la confection n'exige pas la science du pharmacien. Parmi les remèdes composés difficiles à préparer, même par le pharmacien, il indique ceux qui méritent le plus la confiance des médecins et qui se trouvent partout, sous les noms des inventeurs ; enfin, il fait connaître le prix approximatif des remèdes dont l'emploi est le plus usuel.

Nota. — Les articles de ce petit Guide sont disposés selon l'ordre *alphabétique*, en forme de dictionnaire, ce qui fait qu'une table des matières n'est pas nécessaire et que les recherches sont très faciles. Un numéro d'ordre précède chaque article important, ce qui permet d'y faire des *renvois* et d'éviter, ainsi, des répétitions nombreuses qui auraient grossi le volume sans nécessité.

Il faut toujours se reporter aux articles auxquels on est renvoyé par des numéros placés entre parenthèses.

L'Éditeur : J. VERMOT.

1. ACCIDENTS. — Tout le monde est exposé à se trouver, un jour ou l'autre, victime ou témoin de quelque accident, et comme il est bien rare qu'un médecin se trouve là, à point nommé, on ne saurait trop engager les personnes prudentes à graver dans leur mémoire les avis exposés dans ce petit livre.

Ne perdant pas de vue que ces avis ne sont pas destinés à des médecins, nous avons soin de ne conseiller, parmi les choses utiles, que celles que tout individu intelligent peut exécuter sans danger.

2. ACIDE PHÉNIQUE. — Découvert dans le goudron de la houille, ce produit est reconnu, par tous les médecins, comme le plus puissant des agents désinfectants connus. Le Manuel du docteur Dehaut donne des détails pratiques sur l'emploi externe et interne de cette substance précieuse ; mais l'article ne peut être abrégé, et nous devons renvoyer au Manuel les personnes que ce sujet intéresse (Voyez les nos 24 et 95).

AIGREURS, Chaleurs ou Brûlements d'estomac. — Purger plusieurs fois, légèrement, à un jour d'intervalle, avec l'huile de ricin, 30 grammes : ou le sulfate de soude 30 grammes (Voir le n° 106).

Si cela ne suffit pas, une heure avant chaque repas, boire un grand verre d'eau de Vichy, naturelle ou artificielle (Voir n° 45). Si les aigreurs persistent ou se reproduisent fréquemment, faire usage des pastilles américaines du docteur Paterson, qui sont composées de magnésie et de bismuth (Voir n° 91). Éviter les boissons ou les aliments qui paraissent favoriser les aigreurs (Voir aussi les nos 78 et 93).

ALLAITEMENT. — Voyez *Biberon*, n° 86.

ALUN. — Voyez l'article *Gargarismes*, n° 57.

AMIDON. — Utile contre les démangeaisons, voyez le n° 38 ; contre la diarrhée, voyez le n° 73.

AMPOULES, Cloches, Bulles, Phlyctènes, — Ces mots désignent un soulèvement de l'épiderme par quelques gouttes d'un liquide incolore ou légèrement sanguinolent, liquide ayant pris naissance sous l'influence d'une marche trop prolongée, de chaussures mal ajustées, ou du maniement d'objets durs. La brûlure au second degré produit aussi des ampoules plus ou moins grandes. Dans tous les cas, il faut percer l'épiderme avec une épingle et se garder de l'enlever. On applique ensuite des compresses imbibées d'eau blanche, d'eau alcoolisée ou phéniquée (n° 2) et on laisse la partie en repos, jusqu'à ce qu'un nouvel épiderme ait eu le temps de se reproduire.

ANÉMIE, Pauvreté du sang. — Voyez *Fer*, n° 53 ; *Quinquina*, n° 128 ; *Constipation*, n° 26.

ANÉVRYSMES du cœur. — Voyez le n° 119.

ANGINES. — Voyez *Maux de gorge*, n° 60.

APHTHES. — Voyez les nos 22 et 57.

3. **APPÉTIT PERDU.** — Si le manque d'appétit se produit en même temps qu'un état de *fièvre* appréciable, il ne faut pas se forcer à manger avant la disparition de la fièvre, et, si la fièvre est forte, il faut consulter un médecin (Voyez le n° 54)

Si, sans avoir de fièvre, la personne indisposée a la langue sale, la bouche mauvaise, le moyen le plus prompt de ramener l'appétit consiste à prendre un *vomitif*. A défaut de ce moyen, il conviendrait de se purger une ou plusieurs fois; mais la purgation agit moins vite que le vomitif (voyez n° 106).

Si la personne qui manque d'appétit n'a pas la langue sale ni la bouche mauvaise, il faut employer des remèdes *toniques*, tels que : infusion de gentiane, de petite centaurée; Quina Laroche, vin de Bellini (128). En cas de constipation, prendre, au dernier repas, un paquet de rhubarbe; ou bien, une pilule de Cauvin (voir le n° 26).

L'eau minérale gazeuse et ferrugineuse d'Orezza, la Pepsine, la Maltine sont souvent très efficaces pour réveiller l'appétit,chez les personnes qui n'ont pas de fièvre (Voir les n°s 40, 43 et 93).

Il est quelquefois fort difficile de réveiller l'appétit, et le Manuel entre, sur ce point, dans des détails trop longs pour être reproduits ici.

ARNICA. — La fleur d'arnica est d'un emploi tout à fait populaire,comme *vulnéraire*, dans les cas d'accidents, de commotions, de secousses, de contusions, de foulures. A l'intérieur, on en prend l'infusion, à la dose de cinq grammes par litre. On prend aussi la *teinture d'arnica*, à la dose de dix à quinze gouttes, dans un verre d'eau sucrée. A l'extérieur, c'est seulement la teinture qui est employée, en compresses, mélangée à l'eau, à raison de trente grammes par litre.

ASCARIDES VERMICULAIRES, LOMBRICOIDES. — Voyez *Vers*, n° 126.

ASTHME, Oppression nerveuse. — Voyez n° 89.

ATTAQUE D'APOPLEXIE. — Voyez no 30.

4. **ATTAQUES DE NERFS.** — Si des attaques de nerfs ou des convulsions se produisent chez une personne malade et ayant de la *fièvre*, cela est ordinairement grave, et il faut appeler un médecin.

Si, au contraire, il s'agit d'une personne déjà sujette à des attaques, convulsives ou épileptiques ; ou bien, si la crise de nerfs est provoquée par une émotion, une colère, une surprise, il n'y a guère de danger : il ne faut pas s'effrayer, mais avoir du sang-froid ; débarrasser la personne malade de tout ce qui peut gêner la respiration (cravate, corset) ; ne pas trop l'empêcher de se débattre, mais veiller à ce qu'elle ne se blesse pas dans ses mouvements désordonnés ; ne pas la tourmenter de questions ni la forcer à prendre quoi que ce soit, contre son gré. Après la crise, laisser la personne dans un silence et dans un repos qui lui permettent de s'endormir.

Les personnes très impressionnables et sujettes à des attaques obtiennent un grand apaisement de leur système nerveux par l'usage du sirop de bromure de potassium. On en prend, le soir, en se couchant, une ou deux cuillerées à bouche, dans un verre d'eau (Voyez le no 9).

Lorsqu'une personne très nerveuse a, en même temps, le sang pauvre, elle doit chercher à l'enrichir par tous les moyens appropriés ; voyez pour cela les nos 53 et 128.

La constipation est particulièrement nuisible aux personnes très nerveuses (Voyez le no 26).

5. **AUSCULTATION.** — En latin, *auscultare* veut dire *écouter*. Lorsqu'on applique l'oreille sur les divers points de la poitrine d'une personne très bien portante, et qu'on écoute attentivement, on distingue

le bruit de la respiration. Si la personne que l'on écoute ainsi parle distinctement, on entend la voix d'une certaine manière. Si on écoute sur la région du cœur, on entend les battements de cet organe. Ces bruits naturels subissent des changements considérables, lorsque les fonctions des poumons ou du cœur sont troublées par quelque maladie. C'est par l'étude de ces changements des bruits naturels que les médecins reconnaissent la nature et les variations des maladies de la poitrine et du cœur. Nous engageons les jeunes mères de famille à faire ce qu'elles voient faire aux médecins. Qu'elles appliquent leur oreille sur tous les points de la poitrine de leurs enfants et des autres personnes de leur famille, pour apprendre à reconnaître les bruits naturels pendant l'état de santé. Une telle étude les intéressera beaucoup, quoique la signification de ces bruits leur échappe. En effet, si, par malheur, il survient une maladie affectant ces organes, elles seront frappées de la différence des bruits de la respiration, de la voix ou du cœur, et elles pourront en avertir le médecin : celui-ci comprendra ce que cela signifie et il gagnera un temps précieux pour le traitement. Bien souvent, le médecin ne parvient pas à ausculter utilement un jeune enfant, parce que, effrayé par une figure inconnue, le petit malade ne cesse de pleurer et de se défendre; dans ce cas, on voit combien le concours d'une mère garde-malade exercée devient précieux pour le médecin (Voyez le n° 58).

6. **BAINS DE PIEDS.** — Nous ne parlerons pas des bains de propreté, mais de ceux qu'on emploie si fréquemment dans le but d'amener, vers les extrémités inférieures, le sang qui gêne dans les parties supérieures. Ces bains de pieds sont utiles dans les maux de tête avec chaleurs et rougeur de la face; dans

les inflammations des yeux, de la gorge ; dans les rhumes de cerveau et au début des rhumes de poitrine.

Les bains de pieds de propreté se prennent tièdes ; mais ceux qu'on prend dans le but d'amener le sang aux pieds, pour dégager les parties supérieures du corps, doivent être pris très chauds. Dans ce cas, si l'on se sert d'eau simple, on commence par de l'eau modérément chaude, pour que les pieds s'y placent sans douleur ; puis,on ajoute de l'eau bouillante, lentement et sans secousse, pour rendre, peu à peu, le bain aussi chaud que le malade pourra le supporter pendant quinze à vingt minutes.

Si l'on veut rendre le bain de pieds plus *mordant*, on peut y ajouter deux poignées de sel de cuisine ; ou bien deux verres de vinaigre ; ou encore, et de préférence, de la farine de moutarde. Dans ce dernier cas, voici comment il faut procéder :

Bain de pieds sinapisé. On commence comme il vient d'être dit pour le bain de pieds simple, et, *lorsque les pieds sont dans l'eau*, on ajoute une ou deux poignées de farine de moutarde, et l'on recouvre les jambes et le vase avec une couverture, pour que le piquant de la moutarde ne gêne pas les yeux. On ne retire les pieds que lorsqu'ils sont bien rouges. Lorsqu'on se sert d'eau trop chaude ou de vinaigre, cela *empêche* le développement utile du principe irritant de la moutarde.

Avec un bain de pieds qui ne monte qu'à la cheville, on peut faire rougir toute la jambe, jusqu'au genou. Pour cela, il suffit, quand la moutarde est infusée et que l'eau est piquante, de tremper une serviette dans le liquide et de l'enrouler autour de la jambe. Si l'action de ce linge n'est pas suffisante, on le replonge dans l'eau à plusieurs reprises. On comprend que la révulsion est bien plus efficace si elle s'exerce sur toute la jambe que si elle agit seulement sur les pieds. (Voir, dans le Manuel, les explications sur diverses sortes de bains sulfureux, alcalins ; bain de son ; bain de vapeur économique.)

BIBERON. — Voyez le n° 86.

BILE. — Employer les purgatifs. Voyez le n° 106.

7. **BISMUSTH.** — Le sous-nitrate de bismuth est très souvent employé dans les affections intestinales. On peut dire que ce remède est l'*ami des intestins délicats.* La magnésie, à petites doses, étant avantageuse aussi, dans les mêmes circonstances, les personnes que cela intéresse feront bien d'adopter la poudre du docteur Paterson, qui renferme ces deux substances (voir le n° 91).

BLESSÉS. — Voir, dans le Manuel, les détails concernant le transport et le pansement des blessés.

BLESSURES LÉGÈRES. — Voyez l'article 47.

8. **BOUCHE.** — Lorsqu'il se produit, dans la bouche, une inflammation avec douleur, chaleur et sécheresse, il convient d'employer fréquemment des gargarismes composés ainsi : faire bouillir une ou deux têtes de pavot dans un demi-litre d'eau environ, pendant un quart d'heure ; après avoir retiré le pavot cuit, rendre cette eau émolliente, en y faisant bouillir de la racine de guimauve ou des feuilles de mauve.

Contre la plupart des maux qui surviennent dans la bouche et qui ont une tendance à se prolonger, on peut employer l'*alun* (voyez n° 57) ; le chlorate de potasse (voyez n° 22), ou le coaltar (n° 24).

9. **BROMURE DE POTASSIUM.** — Depuis quelques années, on a découvert que ce sel possède des pro-

priétés calmantes très précieuses dans un grand nombre de maladies nerveuses, telles que : l'épilepsie, l'hystérie, l'excitation maladive de l'appareil génital, l'incontinence d'urine des jeunes sujets, la coqueluche, la dysménorrhée, les convulsions des enfants, la migraine, la disposition aux attaques de nerfs, etc. Les doses varient depuis un demi-gramme, pour les jeunes enfants, jusqu'à cinq ou six grammes, pour les adultes atteints de maladies graves, comme l'épilepsie. Deux ou trois grammes par jour suffisent, ordinairement. Le sirop de Laroze, au bromure de potassium, offre une des meilleures manières d'administrer ce remède, à cause de l'écorce d'orange amère qui en fait partie. (Voyez le n° 46.)

10. **BRONCHITE AIGUE.** — Lorsque, en très peu de jours, on voit un rhume s'aggraver; la toux devenir très fréquente, quinteuse; les crachats abondants, filants, mousseux, semblables à de l'eau de gomme; la fièvre intense, la respiration très gênée, et que, en plaçant l'oreille sur la poitrine, on entend partout des bruits et des sifflements, c'est qu'on a affaire à une bronchite aiguë. Dans ce cas, il faut tâcher de se faire assister par un médecin, surtout s'il s'agit d'un jeune enfant, parce que le cas peut devenir mortel en peu de jours (voyez *Rhume*, n° 113 ; *Toux*, n° 124 ; *Révulsifs*, n° 111 et le n° 5).

Quant à la *Bronchite chronique*, ce nom s'applique vulgairement et vaguement aux diverses maladies non fébriles des poumons accompagnées de toux et d'expectoration. Les remèdes à employer dans ces diverses circonstances sont nécessairement très variés. Voyez les mots : *Asthme*, *Catarrhe*, *Phthisie*, *Rhume*, *Toux*.

11. **BRULURES.** — Si vous êtes brûlé d'une manière légère, comme par un liquide un peu trop chaud,

il suffira, pour calmer la douleur, de tenir la partie lésée dans l'eau froide ; ou de la couvrir de compresses d'eau froide constamment renouvelées, jusqu'à ce que la douleur ait cessé entièrement.

S'agit-il d'une brûlure plus forte, allant jusqu'à produire des *cloches*, il faut encore employer l'eau très froide, jusqu'à ce que la douleur soit bien calmée, et alors, recouvrir la partie affectée de linge bien doux enduit de cérat (voir 17). Ce pansement sera renouvelé deux fois par jour, jusqu'à ce que l'épiderme soit reproduit.

Si l'on peut se procurer le taffetas vulnéraire indiqué au n° 47, on l'emploiera de préférence au cérat.

Enfin, si on a le malheur d'avoir affaire à une brûlure très grave, ayant détruit la peau ou des parties profondes, il faudra toujours commencer par employer l'eau froide, qui est le meilleur moyen de calmer la douleur, en la remplaçant à mesure qu'elle s'échauffe ; puis, après, faire le pansement soit avec l'onguent au goudron (99), soit avec le coaltar (24) ou avec du Phénol Bobœuf (n° 95), appliqués sur des feuilles de ouate au lieu de linges, et faire ces pansements assez fréquents pour empêcher que le pus prenne une mauvaise odeur.

12. **CAMPHRE**. — Voici la série des principales préparations dont le camphre est l'agent dominant. Elles sont toutes d'une exécution très facile. Le prix du camphre est de 1 franc environ les 100 grammes.

Eau-de-vie camphré. Mettez dans une bouteille :

Camphre en petits morceaux...........	15 grammes.
Eau-de-vie ordinaire..................	1/2 litre.

Alcool camphré. Mettez dans une bouteille :

Camphre en petits morceaux............	50 grammes.
Esprit de vin............................	1/2 litre.

L'alcool camphré, comme on le voit, est beaucoup plus fort que l'eau-de-vie camphrée.

Huile camphrée. Mêlez ensemble :

Camphre en petits morceaux...........	1 partie.
Huile à manger.........................	9 parties.

Pommade camphrée. Mélangez ensemble :

Camphre en petits morceaux...........	30 grammes.
Axonge (graisse de porc)...............	100 —

Chauffez très doucement, en remuant, jusqu'à ce que le camphre ait disparu. Pendant les grandes chaleurs, cette pommade se fond et devient peu commode à manier. Il faut, alors, remplacer, en tout ou en partie, la graisse de porc par de la graisse plus ferme de bœuf, de veau ou de mouton.

Eau sédative. Faites préparer, dans une pharmacie, le mélange suivant, dose pour un litre d'eau sédative *forte :*

Prenez :	Ammoniaque liquide..........	80 grammes.
	Alcool camphré...............	10 —

Pour obtenir l'eau sédative, mettez deux ou trois cuillerées de *sel gris* dans un litre d'eau, et ajoutez-y le contenu du petit flacon, dont le prix sera de 50 centimes environ.

13. CAPSULES de *Le Huby*. — Ce sont de petits tubes très bien confectionnés, en gélatine mince, s'emboîtant comme un très petit étui à aiguilles. Ils ont été inventés pour rendre facile la prise des médicaments dont l'odeur ou la saveur sont désagréa-

bles, tels que la *rhubarbe*, *l'aloès*, le *sulfate de quinine*, le *semen contra*, la *magnésie*, etc. On les trouve chez les pharmaciens. On les emplit soi-même, sans aucune difficulté. Dès qu'elles sont dans la bouche, elles se ramollissent sans se déchirer, et on les avale sans répugnance. Nous signalons volontiers cette petite invention comme pouvant rendre service aux personnes délicates et surtout aux enfants.

14. **CATAPLASMES.** — Lorsqu'une partie du corps devient gonflée, rouge, chaude, sensible à la pression, il faut y mettre un cataplasme émollient, renouvelé toutes les cinq ou six heures, tant que dure l'inflammation. Nous n'expliquerons pas ici comment se fait le cataplasme à la farine de lin, bien connu de toutes les ménagères ; mais, nous dirons que si l'on n'a pas sous la main cette farine, on peut la remplacer par toute espèce de bouillie épaisse faite avec n'importe quelle farine. On peut aussi faire de bons cataplasmes avec de la pomme cuite, de l'oseille, de la laitue, des feuilles de mauve. On rend les cataplasmes plus calmants en les préparant comme il vient d'être dit, mais avec de l'eau dans laquelle on a, d'abord, fait bouillir deux ou trois grosses têtes de pavot par litre. (Lire le n° 100.)

Il y a quelques années, deux pharmaciens également ingénieux ont eu, chacun de son côté, l'idée de simplifier, de perfectionner la préparation des cataplasmes. Après des recherches qui ont dû être longues, tous deux ont trouvé une solution extrêmement satisfaisante du problème, en employant des substances végétales douées d'un pouvoir mucilagineux considérable. M. Lelièvre emploie le *fucus crispus*, plante qui croît dans la mer, et qui fournit une gelée incolore. M. Jouanique a trouvé une autre plante également riche en mucilage, qui présente une certaine ressemblance avec la farine de lin. En procédant par des moyens qui diffèrent un peu, chacun des deux inventeurs arrive à préparer des plaques assez semblables à du papier épais, lesquelles ont la propriété, lorsqu'on les met dans l'eau, de se gonfler étonnamment et d'acquérir, en peu de minutes, toutes les propriétés d'un cataplasme parfaitement préparé.

En raison de leur souplesse, de leur légèreté, ces cataplasmes sont d'un emploi simple et commode; ils s'appliquent avec une extrême propreté et n'exercent pas de pression douloureuse sur les parties malades. Ils se conservent indéfiniment, ne s'aigrissent jamais, absorbent une quantité d'eau considérable, et acquièrent ainsi une grande souplesse, tout en conservant leur légèreté. Ils ne présentent aucun des inconvénients de la farine de lin et ne le cèdent en rien à cette substance, sous le rapport des propriétés médicamenteuses. Enfin, ils n'ont pas besoin d'être renouvelés souvent, comme ceux qui sont préparés avec des farines.

L'armoire de toute ménagère, la valise de tout voyageur, devraient être munies d'une provision de ce genre de cataplasmes, *toujours prêts*, en cas de besoin. On les trouve dans toutes les pharmacies, sous les noms de cataplasme Jouanique, cataplasme Lelièvre, approuvé par l'Académie de médecine.

CATARRHE. — Voyez les n°s 61, 63 *bis*, 89, 100, 122.

14 *bis*. **CAUCHEMAR.** — Si des cauchemars se produisent chez une personne très bien portante, c'est que cette personne est sous l'impression de très vives contrariétés; s'ils ont lieu chez une personne très nerveuse, très impressionnable, on les évitera en prenant deux ou trois grammes de bromure de potassium, au moment de se coucher (n° 9). Beaucoup de per-

sonnes n'ont le sommeil troublé par le cauchemar que parce que leur sang est pauvre ; qu'elles fassent le traitement de l'anémie (voyez ce mot) et en redevenant fortes, elles retrouveront un sommeil paisible. Chez quelques personnes, le cauchemar est causé par quelque maladie chronique grave, telle que anévrysme, obstacle à la circulation du sang, qui les empêchent de dormir autrement que dans une certaine position.

15. **CAUTÈRE.** — Nous n'expliquerons pas ici, ce que c'est qu'un cautère ; chacun est fixé sur ce point. Ceux qui connaissent l'histoire de la médecine savent que l'usage des cautères est très ancien ; mais ils n'ignorent pas que, si l'emploi de cet exutoire a pris tant d'extension, depuis une trentaine d'années, cela est dû aux perfectionnements qui ont été apportés dans la manière de les établir, de les panser, de les entretenir, par M. Le Perdriel, un des plus ingénieux pharmaciens de son temps. Cependant, il y a encore des personnes qui emploient des pois d'iris ou d'orange ; qui font leur pansement avec la feuille de lierre et avec du beurre et des pommades irritantes. Ces personnes sont mal renseignées, et nous les engageons à se servir des pois de Le Perdriel. Ces pois sont rendus élastiques par le caoutchouc, émollients par la guimauve, et suppuratifs par le garou. Ils se gonflent uniformément, en dilatant doucement les parois de la plaie et en produisant une sécrétion salutaire et de bonne nature. Nous pouvons ajouter que ce sont les seuls dont on fasse usage dans les hôpitaux de Paris.

16. **CHALEUR NATURELLE.** — Chez les malades alités, il se produit souvent, dans la température du corps, des variations que le médecin a besoin de connaître. Il importe donc que les personnes chargées

de soigner ces malades s'exercent à palper la peau du corps, afin de pouvoir indiquer au médecin, lors de sa visite, s'il y a eu de ces changements ; quelle en a été l'importance; à quelle heure ils se sont produits et pendant combien de temps ils ont duré. Avant de palper un malade, pour constater la chaleur, le froid, la sécheresse ou la moiteur de la peau, il faut que la garde s'assure qu'elle-même n'a pas la main trop froide ou trop chaude, ce qui fausserait la sensation et l'induirait en erreur. (Voyez le n° 58.)

17. **CÉRAT.** — Mettez, dans un vase, une partie en poids de cire et trois parties d'huile à manger : chauffez doucement, jusqu'à ce que la cire soit bien fondue; mélangez et laissez refroidir. Avec de la cire blanche, on a du cérat blanc; avec de la cire jaune, on a du cérat jaune, qui est moins beau, mais qui est meilleur que le blanc.

Dans les pharmacies, on rend le cérat plus léger en le battant avec de l'eau de roses: mais, cette addition n'est pas utile. En y mélangeant quelques gouttes d'eau de Cologne, avant qu'il soit refroidi, on donne au cérat un parfum très agréable.

18. **CHAMPIGNONS.** — Défiez-vous de tous les champignons, et sachez bien qu'il n'y a pas d'autres signes, pour les reconnaître, que les vrais caractères *botaniques*. Ceux qui rapportent des champignons avec lesquels ils s'empoisonnent, en même temps que leur famille, sont trompés par de prétendus signes qui sont tous *absolument faux*.

Aussitôt qu'une personne qui a mangé des champignons ressent de forts malaises, des douleurs d'estomac et d'entrailles, elle ne doit pas hésiter, tout de suite, et sans attendre le médecin, à faire le traitement indiqué à l'article *Empoisonnement*, n° 48.

19. **CHARBON**, **Pustule maligne.** — Cette maladie contagieuse est presque toujours mortelle, si on la néglige ; mais, elle guérit presque toujours, si on la soigne *à temps*. Aujourd'hui, tous les médecins en connaissent le traitement, qui est la cautérisation, soit par le feu, soit autrement. Dès qu'on soupçonne qu'un bouton est de mauvaise nature, il ne faut pas perdre une heure. N'appelez pas le médecin, mais allez chez lui, pour gagner du temps. Si vous vous êtes trompé, tant mieux ! Le bouton charbonneux est traître : il trompe, en ne faisant presque pas souffrir.

20. **CHEVEUX.** — La chevelure protège la tête et surtout le cerveau, qui y est contenu, contre les températures extrêmes, soit en chaud, soit en froid, ainsi que contre les chocs extérieurs. On ne doit donc pas trop couper les cheveux en hiver, sous peine de contracter plus facilement les maladies que cause le refroidissement.

Si les cheveux tombent par l'effet de l'âge, le cuir chevelu étant sain, rien ne peut en arrêter la chute.

Si la chute des cheveux est causée par une grande maladie, telle que fièvre typhoïde, variole, ils repoussent d'eux-mêmes, après la convalescence.

Si les cheveux tombent par suite d'une maladie de la peau siégeant à leur racine, telle que pellicules, démangeaisons, teigne, gourme, dartre, en guérissant ces maladies on fait repousser les cheveux dont la racine n'est pas tout à fait morte.

Pommade pour la conservation des cheveux.

Prenez :	Moelle de bœuf purifiée	60	grammes.
	Huile de ricin..............	30	—
	Teinture de benjoin	10	—

Mettez les trois substances ensemble, dans un vase

quelconque; chauffez *très peu*, pour fondre la moelle, retirez du feu et laissez refroidir.

Pour purifier la moelle de bœuf, il faut la bien laver à l'eau, la couper par très petits morceaux, la faire fondre à une douce chaleur et la faire passer au travers d'un linge serré.

L'emploi habituel de cette pommade suffit, ordinairement, pour empêcher la production des pellicules et des démangeaisons qui font tomber les cheveux ; si ce remède ne réussit pas, on le remplacera par le suivant, qui est très efficace :

Mêlez ensemble :	Glycérine.........	1 partie.
	Vinaigre de table.	5 parties.

Ou bien par celui-ci :

Mêlez ensemble :	Glycérine.........	1 partie.
	Coaltar Le Beuf..	1 —
	Eau simple......	3 parties.

Une fois par jour, humectez la racine des cheveux avec celui de ces mélanges que vous aurez choisi, en évitant l'emploi de corps gras.

Si la maladie qui fait tomber les cheveux est de nature dartreuse, les pommades ne suffisent pas pour la guérir, et il faut agir comme pour des dartres proprement dites. (Voir, pour ce traitement, les explications données dans le Manuel.)

La perte des cheveux, momentanée ou définitive, peut être la cause déterminante de maux de tête, de névralgies, de maux d'yeux, de dents, de gorge, etc., à cause des refroidissements qui peuvent en être la conséquence. Il est bon, alors, de porter une perruque, et c'est même là le premier moyen à employer pour guérir les maladies ainsi produites.

Le meilleur entretien de la chevelure consiste à la

tenir propre. On ne doit employer de pommade que lorsque les cheveux sont naturellement secs, et encore faut-il avoir soin de ne pas prendre de pommade irritante. Défiez-vous plus encore des drogues préparées pour *teindre* les cheveux : presque toujours, elles contiennent des poisons capables d'amener, peu à peu, des maladies plus ou moins graves.

Chez les enfants, la propreté de la tête est plus importante encore que chez les grandes personnes. Il faut la débarrasser des poux et des gourmes.

21. **CHLOROSE ou pâles couleurs.** — Indépendamment du régime fortifiant que tout le monde connaît, employer le *Fer* (n° 53) ; le *Quinquina* (n° 128) ; un laxatif contre la constipation, si elle existe (n° 26).

22. **CHLORATE DE POTASSE.** — Il y a vingt-cinq ans que les médecins ont découvert les propriétés remarquables du *chlorate de potasse* dans les maladies les plus communes de la bouche et de la gorge. Dès cette époque, M. Dethan s'est appliqué, d'une manière spéciale, à la préparation des pastilles de chlorate de potasse, comme étant la manière la plus commode d'employer ce remède, et les médecins ont si bien apprécié cette préparation qu'aujourd'hui les pastilles de Dethan sont connues dans le monde entier.

Pourquoi les artistes dramatiques, les chanteurs, les avocats, les professeurs, et généralement tous ceux qui ont besoin de parler beaucoup, pourquoi toutes ces personnes font-elles un usage si avantageux des pastilles de Dethan ? Nous pensons que l'explication suivante satisfera ceux que cette question intéresse.

Il y a, dans l'intérieur du larynx (pomme d'Adam), quatre petits ligaments, sorte de fibres appelées *cordes vocales*. Ces cordes vocales ont la faculté de se tendre plus ou moins et de vibrer plus ou moins fortement, pour produire le *son*. Pour que ce simple son devienne la *parole*, il faut qu'il soit modifié par des mouvements qui se produisent dans la gorge, dans la bouche et dans les fosses nasales. Pour que le jeu délicat de toutes les parties qui concourent à la formation de la parole se fasse convenablement, il est nécessaire que ces parties jouissent d'une flexibilité et d'une souplesse parfaites. Pour cela, la membrane muqueuse qui recouvre toutes ces parties, y compris les cordes vocales, renferme, dans son épaisseur, une multitude de très petits organes presque invisibles ayant pour fonction de fabriquer une substance muqueuse et douce qui en recouvre la surface. Lorsque l'exercice de la parole est poussé un peu loin, l'échauffement qui en résulte dessèche ce mucus, et la souplesse de l'appareil vocal diminuant, la netteté de la parole diminue aussi.

Or, le chlorate de potasse porte précisément son action sur tous ces petits organes glandulaires qui produisent le mucus onctueux dont nous parlons. Sous l'influence du sel renfermé dans les pastilles, ce mucus est sécrété en plus grande quantité, et on voit tout de suite pourquoi la voix reste pure, malgré l'activité de la parole.

23. CHOCOLAT. — L'usage du chocolat est hygiénique, et son extension doit être encouragée ; mais il faut savoir que ce produit alimentaire est un des plus exposés aux sophistications. Le chocolat consciencieusement fabriqué ne doit pas *épaissir* à la cuisson. Celui qui épaissit ; qui, au moment de l'ébullition, exhale une odeur de colle ; qui acquiert, en refroidissant, une consistance pâteuse ou qui, sans être épais, tient en suspension une poudre ressemblant au marc de café, est falsifié. Pour n'avoir pas à redouter de tromperie sur la qualité du produit, il faut n'employer que du chocolat portant la marque de grandes compagnies,

telles que les compagnies Coloniale, du Planteur.

Le chocolat de la Compagnie Coloniale, fabriqué avec les cacaos les plus fins et les plus chers, ne peut pas être un produit à bon marché, comme le chocolat du Planteur ; néanmoins, malgré son bas prix, celui-ci n'est pas moins pur que l'autre : la différence provient seulement de ce que le cacao employé par la Compagnie du Planteur est récolté sur des terrains moins favorables à la finesse de l'arome, ce qui ne nuit en rien à ses qualités hygiéniques et nutritives.

CICATRISATION des ulcères, des plaies suppurantes. — Employer l'onguent de goudron (n° 99); le coaltar de Le Bœuf (n° 24); ou le taffetas vulnéraire (n° 47).

CIGARETTES antiasthmatiques. — Voir n° 89.

24. **COALTAR.** — Produit de la distillation de la houille qui possède des propriétés extrêmement précieuses, mais que l'on ne pouvait pas utiliser, à cause de l'impossibilité de manier cette substance goudronneuse. Grâce à un emploi judicieux du principe actif de la *saponaire*, M. Le Beuf est parvenu à donner au coaltar la forme d'un liquide dont l'emploi ne présente plus aucune difficulté. Mélangé à l'eau, le coaltar saponiné s'emploie en simples compresses, en lotions, en injections ou en gargarismes, selon les cas. Son effet est *merveilleux* pour arrêter la suppuration et faire disparaître, instantanément, la mauvaise odeur dans les cas suivants : anthrax, cancers ulcérés, croup, diphthérie, engelures ulcérées, gangrène, gerçures du sein, nécroses, plaies d'armes à feu et toutes autres, suppuration du nez et des oreilles, ulcères scrofuleux et variqueux, etc., etc.

Les qualités remarquables de ce produit l'ont fait

admettre dans le service des hôpitaux de Paris et dans ceux de la marine française.

Les flacons sont accompagnés d'une brochure très intéressante qu'il faut lire, pour comprendre les nombreux services que le coaltar saponiné peut rendre.

CŒUR (**Maux de**). Envies de vomir. — Voyez n° 79.

CŒUR (**Palpitations, maladies du**). — Voyez nos 87 et 119.

25. **COLIQUES.** — Produites par des causes diverses, elles ne sont pas toujours également faciles à dissiper. Un moyen toujours bon consiste à réchauffer le ventre, à l'aide de linges chauds, de bouteilles d'eau chaude, ou mieux, d'un grand cataplasme bien chaud. On peut faire ce cataplasme avec de l'eau dans laquelle on aura, d'abord, fait bouillir une grosse tête de pavot. Un grand lavement d'eau chaude, en débarrassant l'intestin, soulage quelquefois très vite. Une infusion bien chaude d'anis, de camomille ou de tilleul ; ou bien, à défaut de ces substances, quelques cuillerées d'eau-de-vie ou de rhum dans une tasse d'eau sucrée et chaude, constituent un remède souvent efficace. On peut aussi faire, sur le ventre, des frictions avec de l'huile de camomille camphrée. Souvent, le meilleur moyen de faire cesser une colique persistante consiste à prendre un purgatif léger, tel que : huile de ricin, 30 grammes ; sulfate de soude ou de magnésie, 30 grammes (voir n° 106).

La magnésie et le bismuth sont souvent utiles aux personnes qui ont les intestins sensibles et irritables, et, dans ce cas, les pastilles et la poudre du docteur Paterson sont indiquées, à cause de leur emploi commode (voir n° 91). Si tous ces moyens demeurent insuffisants, consultez un médecin.

COMPLICATIONS. — Dans les maladies aiguës, inflammatoires, il peut survenir des accidents, des symptômes imprévus ; ou même, une autre maladie qui vient compliquer la première. C'est en partie à cause de ces accidents possibles qu'il est si utile qu'un médecin dirige toujours le traitement des affections accompagnées de *fièvre* (voyez le n° 54).

26. **CONSTIPATION.** — La digestion, fonction très compliquée, ne s'exerce pas dans l'estomac seulement, comme on le croit vulgairement ; mais, toutes les parties du tube digestif y participent, depuis la bouche jusqu'à la fin de l'intestin. Il suffit qu'une partie quelconque de l'appareil de la digestion fonctionne mal pour que l'ensemble de la fonction soit troublé et la santé plus ou moins compromise. C'est en vain que l'appétit est bon, que l'estomac fonctionne bien ; si la fin de l'intestin se refuse à parachever l'œuvre de la digestion, on s'aperçoit bientôt que quelque chose est dérangé dans la machine.

Le mot *constipation* signifie épaississement, durcissement des matières. Ce desséchement empêche le résidu de la digestion de glisser dans l'intestin, où il s'amasse et séjourne pendant plus longtemps qu'il ne convient.

Mais, il n'y a pas que le durcissement des matières qui rende leur sortie difficile ; diverses causes, que le manque d'espace ne nous permet pas d'expliquer ici, peuvent également rendre difficiles et rares des évacuations qui doivent être journalières.

Quelle qu'en soit la cause, le séjour trop prolongé du résidu de la digestion dans la partie inférieure de l'intestin occasionne des malaises et des souffrances infinis, et rend on ne peut plus pénible l'existence d'une foule d'individus. Des migraines, des maux de tête, une lourdeur d'esprit, une paresse intellectuelle, des irritations de la gorge, un mauvais sommeil, des digestions lentes et difficiles, des maux de reins, un caractère irritable et impatient, de l'ennui, de la tristesse, tel est, en partie, le cortège des maux engendrés et entretenus par la lenteur ou le retard des évacuations naturelles.

On combat cette mauvaise disposition de l'intestin par un régime plus ou moins sévère, ou par l'emploi de moyens laxatifs.

Le mot *laxatif* veut dire *relâchant* et s'applique à toute substance médicamenteuse capable de rendre au résidu de la digestion la mollesse qui lui permet de sortir aisément du corps. Les choses relâchantes sont bien nombreuses, et, comme les personnes qui en ont besoin sont très nombreuses aussi, ces choses sont assez connues pour qu'il ne soit pas nécessaire de les énumérer ici. Mais, le régime rafraîchissant ne suffit pas toujours, et, lors même qu'il réussit, il est si assujettissant et parfois si ennuyeux et si difficile à appliquer, qu'une foule de gens y renoncent, ou ne le font que d'une manière insuffisante.

Dans ces circonstances, l'emploi des pilules de Cauvin est parfaitement indiqué.

En effet, aucun moyen n'est à la fois plus commode, plus efficace, et, on peut le dire, plus agréable que ces pilules, pour corriger la mauvaise disposition de l'intestin dont nous nous occupons.

Il suffit de prendre une pilule de Cauvin le soir, en se couchant, pour que, le matin, il se produise une selle naturelle, sans aucun malaise. Si, par extraordinaire, une seule pilule ne suffisait pas, on en prendrait deux. On avale aisément cette pilule en prenant, par dessus, une boisson agréable telle que vin, bière, thé, eau sucrée. Quelques personnes se trouvent bien de prendre cette pilule laxative avec le dernier repas.

En général, les personnes habituellement constipées

peuvent se contenter de prendre une pilule *tous les deux jours*, sans rien changer à leurs habitudes. Sous l'influence de ce remède, on voit bientôt disparaître tous les malaises dus au mauvais fonctionnement de l'intestin, et on jouit de tous les agréments d'une bonne santé. Mais, il importe de ne pas abandonner le remède trop tôt, avant que l'intestin ait repris l'habitude de fonctionner régulièrement ; et même, dans certains cas, il est bon de le continuer toujours, si l'on remarque que l'indisposition se reproduit à chaque interruption. Il vaut mieux se porter bien, avec le bien léger inconvénient de prendre une pilule tous les deux jours, que souffrir, par la crainte de s'habituer à un bon remède.

Pour un motif quelconque, il peut arriver que telles personnes constipées ne prennent pas les pilules que nous venons d'indiquer. Nous engageons toujours ces personnes à se pénétrer de nos explications et à agir en conséquence, en se servant d'un autre médicament laxatif plus à leur convenance. Les moyens ne manquent pas, et lorsqu'un remède commence à inspirer de la répugnance, on peut le remplacer par un autre, puis par un troisième. L'essentiel est que l'on prenne, *tous les deux jours*, en se couchant, le médicament adopté, à la dose voulue pour obtenir l'effet désiré. Cette dose ne saurait être fixée à l'avance pour tout le monde ; chacun doit s'étudier pendant quelques jours. Comme point de départ, voici les doses de quelques-uns des remèdes qu'on peut essayer, sauf à augmenter ou à diminuer un peu, selon le cas : paquets de rhubarbe de 50 centigrammes ; carbonate de magnésie, 5 grammes ; huile de ricin, 15 grammes ; sulfate de soude ou sulfate de magnésie, 20 grammes ; limonade purgative, un verre. (Voir le n° 69.)

CONTUSIONS. — Voyez l'article *Coups*, n° 32.

27. CONVALESCENCE. — Quand le danger d'une maladie aiguë cesse, le malade entre en convalescence, plus ou moins affaibli, selon la gravité et la longueur de la maladie, et aussi selon l'énergie des moyens de traitement qu'il a fallu employer. Un si grand appauvrissement du sang, une débilité si prononcée de tous les tissus, de tous les organes, disposent le convalescent à contracter de nouvelles maladies plus ou moins graves, et cela, avec une dangereuse facilité.

On évitera la plupart de ces dangers en entourant le convalescent de soins particuliers ; que l'alimentation, d'abord très réservée, soit choisie, de facile digestion et de plus en plus substantielle, sans aller trop vite ; de l'eau vineuse d'abord ; puis, peu à peu, de petites quantités de vin pur et généreux. Que l'air environnant soit à une température douce, les vêtements chauds, l'exercice très modéré. Le repos moral a une grande importance, ainsi que le séjour à la campagne, quand il est possible.

S'il y a constipation, si l'appétit ne s'éveille pas, on donnera un peu de rhubarbe, ou une pilule, non pour purger, mais pour amener une ou deux selles chaque jour. S'il y a insomnie, on donnera, le soir, de la *thériaque*, à la dose de 1 gramme pour les enfants, de 2 ou 3 grammes pour les adultes, délayée dans un peu de vin. Si le retour des forces est trop lent, si la pâleur persiste, on donnera du sirop ou du vin de quinquina, quelque préparation ferrugineuse, une tisane amère. (Voyez les n°s 53, 58, 108, 116, 122, 128.)

Qu'on n'oublie pas que le froid est le plus grand ennemi des convalescents, et que le grand air de la campagne est leur meilleur ami.

CONVULSIONS. — Voir *Attaques de nerfs*, n° 4.

28. CONVULSIONS DES ENFANTS. — Si elles

surviennent chez un enfant alité, ayant de la fièvre et paraissant souffrir de la tête, le cas peut être grave, et les soins d'un médecin sont urgents.

Si la fièvre est nulle, on peut croire que les convulsions viennent, soit d'une souffrance dans les gencives, soit de douleurs intestinales, ce qui est beaucoup moins inquiétant. Si les dents poussent, on frictionne les gencives avec le sirop du docteur Delabarre (voir n° 118). Si les intestins souffrent, soit avec diarrhée, soit avec constipation, on donne du sirop de chicorée ; ou bien une ou deux cuillerées à café d'huile de ricin, pour les débarrasser ; on fait sur le ventre des frictions douces avec de l'huile de camomille et on applique un cataplasme émollient (voyez n° 14).

Le sirop de bromure de potassium est un remède précieux pour les enfants nerveux, irritables, disposés aux attaques convulsives (voyez le n° 46).

29. **CORPS ÉTRANGERS DANS L'ŒIL.** — Si un corps étranger est venu se loger entre l'œil et les paupières, il faut ouvrir celles-ci l'une après l'autre, avec précaution, et chercher à voir où ce corps est placé. Si l'objet est petit, comme une poussière, un petit grain dur, on cherchera à le faire sortir en soufflant dessus fortement, ou bien en faisant glisser doucement les paupières sur l'œil, pour que la poussière soit entraînée avec les larmes qui s'écoulent. On pourra encore chasser cette poussière en seringuant dans l'œil de l'eau ou du lait. Si c'est un corps un peu plus gros, on le retirera avec une pince ou avec un petit rouleau de papier.

Lorsqu'on retourne la paupière supérieure, il est facile de voir le corps étranger. Pour opérer ce renversement de la paupière, voici comment on procède : avec le pouce et l'index, on saisit le bord de la paupière par les cils ; puis, à l'aide d'un manche de plume, d'un crayon ou de quelque objet analogue et pas trop gros, que l'on tient de l'autre main, on appuie sur la racine de la paupière en la faisant descendre sur le globe de l'œil, pendant que le bord est tiré vers le haut. Cette petite opération est inoffensive, et on la fait aisément, lorsqu'on a compris le petit tour de main qu'elle demande.

On réussit, quelquefois, en passant une bague lisse, en or ou en argent, entre la paupière et le globe de l'œil. Un autre moyen très bon consiste à saisir la paupière supérieure par les cils et à l'abaisser audevant de la paupière inférieure ; après l'y avoir maintenue pendant deux ou trois minutes, on la relève brusquement, et le flot de larmes qui s'est amassé entraîne le corps étranger. Si le corps étranger est une limaille de fer, on peut l'attirer en lui présentant un aimant.

Enfin, si l'on ne peut pas arriver facilement à extraire l'objet, il ne faut pas faire de violence sur l'œil, mais mettre sur cet œil un linge mouillé d'eau fraîche et envoyer chercher un médecin ; ou mieux, se transporter chez lui. C'est ce qu'il faudrait faire à plus forte raison, si le corps était implanté dans le globe de l'œil lui-même ; on n'y toucherait pas, et on irait chez le médecin, l'œil étant recouvert d'une compresse d'eau fraîche, comme dans le cas précédent.

30. **COUP DE SANG. Apoplexie.** — Si une personne tombe sans connaissance, ayant la figure rouge, la tête chaude et la respiration conservée, quoique plus ou moins embarrassée, on peut croire qu'il s'agit d'un coup de sang, d'une congestion ou d'une apoplexie, et il faut agir en conséquence. Pendant qu'une personne va à la recherche d'un médecin, qui tardera peut-être beaucoup à arriver, voici ce qu'il y a à faire.

Déshabiller le malade ; le coucher, soit à terre, soit sur un lit, de façon que la tête soit très élevée et les pieds très bas ; tenir la tête couverte de compresses d'eau froide souvent renouvelées ; tenir les pieds chauds, soit au moyen de bouteilles d'eau chaude, soit de briques ; faire rougir les pieds et les jambes, jusqu'aux genoux, avec des sinapismes que l'on change de place. Si le malade a mangé depuis peu, tâcher de le faire bien vomir, en lui chatouillant le fond de la gorge avec le doigt ou avec une barbe de plume. Si l'estomac est vide, tâcher de faire avaler une forte dose d'un purgatif quelconque, le plus vite trouvé. A défaut d'un purgatif, donner un ou plusieurs lavements contenant une cuillerée de sel de cuisine. Ne pas attendre le médecin pour faire tout cela ; car c'est certainement ce qu'il ordonnerait, et on peut ainsi gagner plusieurs heures. (Voyez *Sinapismes*, n° 117.)

31. **COUP DE SOLEIL.** — Si l'accident est léger et n'occupe pas une grande surface, des compresses d'eau fraîche suffisent.

Si la surface atteinte est considérable, si le soleil l'a frappée pendant assez longtemps et qu'il en résulte un malaise sérieux, il faut garder le repos et se servir de compresses d'eau vinaigrée ou de petit-lait fréquemment renouvelées.

Si le coup de soleil a été assez fort pour amener du mal de tête, de l'agitation, de la soif, il faut garder des compresses fraîches sur la tête et tenir les pieds chauds ; jeûner un peu et prendre des boissons acidulées (groseille, citron, orange, vinaigre, petit-lait).

Si le cas semble plus grave encore, appeler un médecin.

32. **COUPS. Contusions. Froissements.** — Lorsqu'une partie du corps a reçu un choc, une pression

trop forte, certaines fibres, certains petits vaisseaux pes parties situées sous la peau se brisent, se déchirent, et du sang s'*extravase*, ce qui peut aller jusqu'à produire des *noirs*. Le traitement de ces accidents a pour but d'empêcher le sang extravasé de se putréfier et de former un abcès. Pour cela, tenir la partie blessée dans le plus grand repos et constamment recouverte de compresses mouillées avec de l'eau pure, ou mieux, avec de l'eau contenant du sel ou de l'eau-de-vie. Le vin, la bière, le cidre sont bons, dans ces circonstances, pour mouiller les compresses.

COUPURES. — Voyez *Écorchures*, n° 47, et le n° 62.

33. **COURBATURE.** — Si une courbature est sans fièvre et provient d'un excès de fatigue, elle guérit promptement, par le simple repos. Si elle se produit sans cause et est accompagnée de fièvre, il faut s'attendre à quelque maladie aiguë et appeler un médecin. (Voir n° 54.)

34. **CRACHEMENT DE SANG.** — Si un crachement n'amène que quelques cuillerées de sang, ne le considérer que comme un avertissement qu'il y a lieu de consulter un médecin. Si l'accident paraît sérieux, tenir le malade assis ; ôter les vêtements qui pourraient gêner sa respiration et faire que l'air de la chambre soit frais. Que le malade garde un repos absolu ; qu'il ne remue pas les mains, et, surtout, qu'il ne parle pas. Lui donner à boire de l'eau *très froide*, par petite quantité à la fois et souvent. Ajouter à cette eau du jus de citron, si on peut s'en procurer. Tenir les pieds très chauds et même y appliquer des sinapismes (voyez n° 117).

Pendant que l'on fera tout cela, une personne ira à la recherche d'un médecin

35. **CRAMPES.** — Elles résultent souvent d'une fausse position ou d'une fatigue exceptionnelle. Il en est d'autres qui sont dues soit à la compression, à la commotion, à la piqûre, à la contusion des nerfs, soit à des maladies nerveuses ou au choléra ; nous les mentionnons seulement, parce que ces cas réclament les soins d'un médecin. On peut faire cesser à l'instant les crampes qui tiennent à ce qu'on a forcé un muscle, en étendant le membre qui en est atteint. On réussit encore en serrant fortement la partie durcie avec un lien, tel qu'une cravate, un mouchoir. Si l'on était pris de crampe au mollet pendant la nuit, il faudrait sortir du lit, appuyer le pied sur le sol et étendre fortement la jambe. Il faut se presser d'agir, parce que, si l'on attend, la douleur devient terrible et peut causer une syncope. Quelques personnes sujettes aux crampes, la nuit, s'en préservent en dormant avec des *jarretières*. Les individus qui sont sujets à des crampes du mollet ne doivent pas se livrer à l'exercice de la natation.

Les personnes sujettes aux crampes sont ordinairement mal portantes, sous quelque rapport, et il peut arriver que les crampes cessent de se reproduire, lorsque la santé a été rendue parfaite, par un traitement convenable. (Voir le Manuel.)

CREVASSES des lèvres, des mains, des nourrices. — Employer le glycéré d'amidon, comme pour les *engelures* (voyez nº 49), où le taffetas vulnéraire indiqué au nº 47.

36. **CROUP.** — Si, après un ou deux jours de malaise, de rhume de cerveau, de léger mal de gorge, un enfant est pris d'une forte fièvre, d'une respiration pénible, de suffocation, d'une toux singulière qui ressemble au *cri d'un coq ;* si, en outre, on voit le fond

de la gorge rouge, avec des plaques blanches, c'est le croup, et la présence d'un médecin est de toute nécessité.

Si le médecin doit tarder à arriver, il faut, sans hésiter, donner un vomitif au petit malade. S'il est très jeune, le sirop d'*ipéca* suffit ; s'il a plus de deux ou trois ans, il faut ajouter à chaque dose de sirop 25 centigrammes d'ipécacuanha pulvérisé. On peut aussi employer l'émétique, un demi-grain ou un quart de grain, dans un demi-verre d'eau. Dès que le vomitif a fini d'opérer, tâcher de faire prendre des aliments, du bouillon, du lait, du potage, du vin.

En temps d'épidémie de croup, il faut, tous les jours, regarder la gorge de tous les enfants, pour voir s'il n'y vient pas de rougeur avec des points blancs, et agir sans retard. (Voyez le n° 60.)

36 *bis*. **DARTRES, Maladies de la peau.** — La plupart des maladies de la peau intéressent la constitution même des individus et elles exigent un traitement prolongé, par les dépuratifs ; mais, il y a aussi un certain nombre d'affections cutanées qui sont, pour ainsi dire, superficielles et disparaissent aisément sous l'influence de remèdes extérieurs ; les dartres farineuses de la figure, les pellicules du cuir chevelu sont dans ce cas. Voici la formule d'une pommade qui peut être employée dans presque tous les cas ; lorsqu'elle ne réussira pas, on pourra en conclure que le mal réclame un traitement dépuratif ; lorsqu'elle fera disparaître le mal, on n'aura pas à redouter de mauvaises suites de la guérison, parce que ce remède n'est pas assez fort pour faire *rentrer* une dartre de mauvaise nature.

Prenez :	Soufre précipité (magistère de soufre)	5 grammes.
	Glycéré d'amidon..................	50 —
	Eau de Cologne....................	25 gouttes.

Cette quantité coûtera environ 1 fr. 50.

Pour l'employer, on en prend un peu avec le bout du doigt et on l'applique sur la partie malade, en frottant légèrement. On recommence plusieurs fois par jour. Dans certains cas, on peut recouvrir la surface malade d'un linge imprégné de la pommade et recouvert d'une toile cirée.

37. **DÉLIRE, Transport fébrile.** — Si un malade est pris de délire avec agitation et mouvements désordonnés, écarter le lit du mur, pour l'empêcher de se blesser, et aussi afin qu'on puisse circuler autour. Tâcher qu'il y ait plusieurs personnes, parce que certains malades acquièrent alors une force énorme et sont très difficiles à maintenir. Au besoin, fixer le malade sur son lit, en lui passant, sur la poitrine et au niveau des cuisses, des draps pliés et attachés par dessous les matelas. Surveiller les croisées, parce que, dans le délire, les malades ont des *visions;* ils vont vers la lumière pour saisir des objets *qu'ils croient voir*, et ils tombent par la fenêtre, qu'ils ne distinguent pas.

Tenir la tête fraîche, au moyen de compresses, et les pieds chauds, au moyen de bouteilles d'eau chaude, de briques ou de sinapismes. (Voir n° 117.)

Toute maladie assez forte pour amener du délire doit être surveillée par un médecin.

38. **DÉMANGEAISONS,** moyens de les calmer. — D'abord, mettons de côté les démangeaisons de bon augure qui se font sentir autour d'une plaie ou d'une blessure qui se cicatrise. Si elles sont trop pénibles, on les calme avec un cataplasme de fécule ou d'une autre farine.

Le *grattage* est le remède naturel de la démangeaison ; tous les animaux y ont recours ; ce moyen agit en permettant à la matière âcre de sortir. Il ne faut pas craindre de se servir de ce moyen, quand il n'est pas suivi de cuissons plus pénibles que la démangeaison elle-même. En grattant, on ne pourrait pas faire naître une dartre chez une personne saine, et cette action ne saurait davantage empêcher la guérison d'une affection dartreuse. Mais, le grattage ne suffit pas toujours, pour faire cesser certainet démangeaisons.

Si la démangeaison occupe une grande partie de la surface du corps, essayez d'abord des bains de son ; puis, des bains alcalins ou des bains sulfureux, en ayant soin de ne pas prendre ces bains trop chauds.

On parvient souvent à calmer les plus vives démangeaisons en couvrant la partie malade avec de l'*amidon*. S'il s'agit d'une dartre ou d'une éruption humide, cet amidon forme une croûte qu'il faut enlever, de temps en temps, en se servant d'un mélange d'eau et d'eau-de-vie.

Le *vinaigre* ordinaire réussit quelquefois mieux qu'aucun autre remède ; on l'emploie soit en lotions, soit en compresses, pur ou plus ou moins mélangé d'eau, selon la cuisson qu'il occasionne, cuisson qui ne dure pas longtemps.

DENTITION DIFFICILE des jeunes enfants. — Voyez le n° 118.

39. **DENTS.** — La question des dents peut être envisagée à trois points de vue différents : 1° la conservation des dents ; 2° le traitement des dents malades ; 3° les moyens de remplacer les dents perdues.

L'*hygiène des dents* consiste à éloigner les causes capables de nuire à leur conservation. Les causes d'altération des dents sont nombreuses ; cependant, on peut, à la rigueur, les ramener à une seule : la production d'une substance *acide* qui a la propriété chimique de *dissoudre* la substance de l'émail protecteur des dents. En effet, si l'on place une dent revêtue de son émail dans un liquide acide, on verra, peu à peu, cet émail se dissoudre, disparaître et laisser une dent toute *ramollie*. Or, la plupart des substances alimentaires ont la propriété de devenir acides lorsque leur séjour se prolonge dans les interstices des dents, à cause de la chaleur de la bouche et de la présence des ferments naturels de la salive. Cela revient à dire que la conservation des dents serait presque toujours assurée, si on avait le soin de ne permettre à aucune matière étrangère de séjourner dans leurs interstices. Il faut donc, chaque fois qu'on a mangé, rincer la bouche avec de l'eau froide ou tiède, en se servant d'une bonne brosse, et en employant un cure-dent en bois mou, pour retirer, sans blesser la gencive, les parcelles que la brosse n'a pu enlever. Quant à la toilette du matin, il ne suffit pas toujours de frictionner les dents et les gencives avec la brosse, à cause d'un enduit muqueux très mince qui se forme pendant la nuit et qui adhère fortement à la surface des dents, dans les parties qui ne sont soumises à aucun frottement. Cet enduit retient des particules solides qui s'y attachent et finissent, peu à peu, par former des amas durs et épais qui constituent le *tartre* des dents. On empêchera la production du tartre en chargeant la brosse d'un peu d'une bonne poudre dentifrice, et on terminera la toilette de la bouche en la rinçant avec de l'eau contenant quelques gouttes d'élixir ou d'eau dentifrice.

Lorsque ces soins élémentaires sont négligés pendant trop longtemps, la couche de tartre augmente dans tous les sens ; elle comble les interstices des dents et, ce qu'il y a de plus grave, elle descend entre les dents et les gencives, dont elle prend la place, en les rongeant et en les écartant. De là naissent la fétidité de l'haleine et des névralgies incessantes. Lorsqu'on en est arrivé là, il faut absolument avoir recours à un dentiste, pour enlever tout le tartre, après quoi on tâchera de guérir la gencive, de la raffermir, en se servant alternativement d'un élixir tonique et d'une poudre dentifrice, pour empêcher le tartre de se reproduire.

Le choix d'une poudre dentifrice n'est pas indifférent. Pour que ces poudres soient judicieusement préparées, il faut qu'elles ne renferment ni sucre, ni acide, ni alun, ni autre substance capable de rayer l'émail par l'action de la brosse, mais, au contraire, qu'elles contiennent des principes alcalins. Ces principes alcalins sont nécessaires pour neutraliser les acides qui ont une si grande tendancr à se produire entre les dents. Malheureusement, les dentifrices sont le plus souvent préparés par des personnes étrangères à l'art du dentiste et du pharmacien, et on peut dire, sans crainte d'exagération, que bon nombre de ces préparations contiennent du miel, du sucre, de l'alun ou quelque acide ayant bien la propriété de blanchir les dents, mais capables, aussi, de hâter la destruction de ces organes.

C'est donc rendre un véritable service à nos lecteurs que de leur signaler les préparations de ce genre qui jouissent d'une réputation méritée et dont on peut se servir sans aucune crainte. De ce nombre sont les dentifrices de Botot, du docteur Pierre, de Laroze, du docteur Delabarre, le coaltar de Le Beuf (n° 24).

Le docteur Delabarre a été pendant trente ans le médecin dentiste des hôpitaux de Paris. Pendant sa longue carrière, il a publié de nombreux travaux sur des questions relatives à l'art dentaire. C'est lui qui a songé à délivrer les petits enfants de ces tortures si pénibles causées par la sortie des premières dents (voir n° 118); on ne sera donc pas surpris qu'un travailleur aussi ingénieux ait aussi trouvé la composition d'une eau et d'une poudre dentifrices excellentes.

Maladies des dents. — Dans un espace aussi restreint que celui que nous pouvons consacrer à ce sujet, il est impossible de parler de toutes les maladies des dents. Si une dent paraissant très saine devient douloureuse, on peut croire qu'il s'agit d'une simple névralgie. Dans ce cas, faire bouillir deux grosses têtes de pavot dans un demi-litre d'eau, à employer en gargarisme ; avoir soin, en même temps, de préserver la joue de l'action du froid. Si, une dent devenant très douloureuse, on remarque que la gencive correspondante est rouge, gonflée, très sensible à la pression, on doit s'attendre à une fluxion, le mal dépendant d'une inflammation autour de la racine de la dent ; s'il y a un abcès, le soulagement est instantané dès que le pus se fait jour, soit naturellement, soit par une piqûre de lancette. Employer le pavot comme ci-dessus.

La plus fréquente des maladies des dents est la *carie*, et l'arrachement en est le remède habituel. Mais, nous ne saurions trop engager nos lecteurs à ne pas recourir à ce moyen brutal avant d'avoir tenté la guérison de leur dent. Cette guérison n'est pas toujours possible, mais elle l'est le plus souvent, et la conservation des dents a tant d'influence sur celle de la santé qu'il n'y a pas lieu d'hésiter à l'entreprendre. Si vous n'êtes pas en position de recourir aux soins d'un bon dentiste, procurez-vous le petit ouvrage que le docteur Delabarre a composé dans le but spécial de mettre chacun en état de soigner ses dents, de les guérir et de les plomber. Ce savant praticien a réuni dans un petit nécessaire tout ce qu'il faut pour obtenir le meilleur résultat. Les moyens à employer sont inoffensifs, et les explications pour les mettre en œuvre sont d'une parfaite clarté.

Les préparations du docteur Delabarre se trouvent dans les bonnes pharmacies, sous les noms de *Poudre, Pâte et Eau orientales*, ainsi nommées à cause de l'essence de roses qui en forment la base, et qui est un produit de l'Orient.

Le petit nécessaire pour le traitement des dents malades s'appelle *Boîte odontalgique.*

Les perfectionnements si considérables apportés à l'art dentaire, dans ces derniers temps, ne sont pas dus aux vulgaires arracheurs de dents, mais à des docteurs en médecine. Malheureusement, le nombre des vrais médecins qui consentent à se consacrer tout à fait à ce genre d'études n'est pas assez grand, et bien des personnes négligent le soin de leur bouche, parce qu'elles ne savent où trouver un dentiste capable et digne de leur confiance. Consulté souvent à ce sujet, nous avons l'habitude d'adresser nos clients au docteur Jules Colignon, bien connu à Paris. Ce praticien consciencieux n'est pas seulement un médecin instruit, c'est aussi un artiste habile, sachant mettre en œuvre les ressources mécaniques inventées par ses devanciers ou perfectionnées par lui-même.

DÉSINFECTION des lieux malsains, des chambres de malades, des objets de pansement, des harnais. — Voyez *Phénol*, n° 95.

DIGESTIFS. — Substances employées pour faciliter la digestion, telles que le café, le thé, les liqueurs de table, les eaux de Vichy, d'Orezza, la magnésie, le bismuth, la pepsine. Voir les nos 7, 40, 43, 45, 75, 78, 91, 93.

40. **DIGESTION.** — Pour comprendre quelque chose au phénomène de la digestion, il faut d'abord savoir que les principes nutritifs des aliments peuvent se partager en trois catégories : 1° les aliments *farineux ;* 2° les *corps gras ;* 3° la *viande* et les substances analogues par leur composition chimique. L'appareil digestif est, lui-même, partagé en régions dont chacune est plus spécialement affectée à l'appropriation d'une catégorie de substances alimentaires.

Quand l'ensemble de l'appareil digestif est intact, tous les éléments de la nourriture sont également bien digérés. Quand cet appareil est dérangé, le trouble peut se produire sur tout l'ensemble, ou seulement sur une partie de cet ensemble, ce qui explique pourquoi telle personne ne digère pas la viande, tandis que telle autre ne supporte pas les corps gras ou les farineux. Voyez, à l'article *Maltine*, n° 78, l'explication relative aux aliments féculents, et à l'article *Pepsine*, n° 93, ce qui concerne la viande et les aliments de même nature. Ajoutons que la simple faiblesse de l'appareil digestif, le manque de ton de sa muqueuse sont aussi des causes fréquentes de digestions difficiles auxquelles on remédie par des moyens très variés tels que : les épices (poivre, moutarde) ; les préparations de quinquina ; certaines eaux minérales (nos 26, 43, 44, 45) ; des purgations légères (106).

DIGITALE. — Remède des affections du cœur, voyez n° 119.

DOS (Mal de). — Voyez n° 76.

41. **DOULEUR.** — Si la douleur est causée par une violence, par l'inflammation, on la calme à l'aide de

moyens adoucissants (voyez n° 14). Lorsqu'elle est due à des *fraîcheurs*, à des *rhumatismes*, à des *névralgies*, on emploie, avec avantage, des remèdes stimulants et aromatiques, tels que le *baume opodeldoch*, la *teinture aromatique*.

L'efficacité de ces remèdes dépend, en grande partie, de la manière de les appliquer. Il faut avoir le soin de faire les frictions avec la main *nue*, et non avec de la flanelle; de frotter lentement, en pressant un peu, mais de manière à ne pas fatiguer la peau et à ne causer aucune douleur. Il est aussi très important de faire durer cette friction pendant fort longtemps, sans quoi on n'obtiendrait qu'une faible partie du bien qu'elle peut produire. Il faut, pour ainsi dire, *pétrir* les chairs avec la main imprégnée du remède. Il est bon que les frictions soient renouvelées soir et matin, ou même plus souvent.

Si la partie du corps où siège la douleur ne se prête pas à l'emploi d'une friction, ou bien si cette friction ne peut pas être opérée sans souffrance, il vaut mieux employer le remède en compresse très mince, et laisser cette compresse en place continuellement, en la recouvrant d'une toile cirée, pour empêcher le remède de s'évaporer ou de salir les vêtements.

Il peut arriver que des douleurs considérées comme rhumatismales ou névralgiques soient dues à l'inflammation de quelques parties profondes. Alors, les remèdes fortifiants indiqués plus haut ne soulagent pas, et on doit les remplacer par des cataplasmes adoucissants à l'eau de *pavot* (voyez n° 14).

Le laudanum est journellement employé pour calmer la douleur. On en humecte la surface des cataplasmes, à raison de dix gouttes environ, pour une surface grande comme la main. Lorsque l'emploi des cataplasmes au laudanum est trop incommode, on peut les remplacer de la manière suivante : prendre un morceau de sparadrap de la grandeur voulue; le placer sur une table; verser dessus quelques gouttes de laudanum (assez pour le bien mouiller); promener le bout d'un doigt sur la surface pour empêcher les gouttes de se rassembler, jusqu'à ce que l'eau soit évaporée. En appliquant cette sorte d'emplâtre sur une partie endolorie par une névralgie, on a beaucoup de chance de voir la douleur cesser très vite. On peut laisser cet emplâtre en place pendant plusieurs jours.

En procédant d'une manière analogue à celle que nous venons d'indiquer, et en employant les substances les plus calmantes de la matière médicale, le docteur Ricard prépare une espèce de taffetas dont l'emploi est des plus faciles et avec lequel, le plus souvent, on réussit à faire cesser rapidement les douleurs névralgiques. On peut se procurer ce remède dans les pharmacies, où il est connu sous le nom de *Mouches hypnotiques du docteur Ricard.* Le mot hypnotique veut dire : *qui endort*; sans doute parce que le remède endort la douleur.

Un *vésicatoire volant*, un sinapisme, une feuille de papier Wlinsi ou de Thapsia, sont souvent d'excellents moyens pour enlever une douleur vive et persistante, pourvu qu'il n'y ait pas d'inflammation (voir les nos 117, 127, et l'article *Révulsifs*, no 141).

Toute partie douloureuse doit être maintenue dans le repos le plus complet, pour permettre aux remèdes ou à la nature d'agir.

Lorsqu'une souffrance assez violente se prolonge au point d'empêcher le sommeil, on peut la calmer presque sûrement en prenant, au moment de se coucher, une ou deux pilules de *cynoglosse* de 20 centigrammes, ou bien l'infusion de 4 ou 5 grammes de *fleurs de coquelicot.*

Lorsqu'il s'agit de douleurs intolérables, on peut les

faire cesser, pour quelque temps, en provoquant le sommeil au moyen de sirop de *chloral*.

Douleurs nocturnes. — Il y a une espèce de douleur dont le caractère essentiel est d'être plus pénible la nuit que le jour, d'augmenter par la chaleur, et de n'être améliorée par aucun des remèdes qui ont de l'efficacité dans les inflammations ou dans les névralgies et les rhumatismes. Quand ces douleurs siègent dans les os, elles sont appelées *ostéocopes*. Un remède qui réussit souvent dans ce cas est l'*iodure de potassium*. (Voir le nº 68.)

42. **DRAGÉES de lactate de fer, de Gélis et Conté.** — Parmi les motifs qui ont amené les médecins à placer ces dragées au nombre des ferrugineux les plus employés, nous signalons celui-ci : l'acide *lactique* est l'acide *naturel* de l'estomac. Cette considération a vivement frappé l'attention des membres de l'Académie de médecine, qui, à l'unanimité, ont approuvé la découverte du lactate de fer. Aussi, malgré le grand nombre de remèdes ferrugineux annoncés depuis, les dragées de Gélis et Conté jouissent toujours de la plus grande faveur des médecins et des malades, dans la plupart des affections qui réclament l'emploi du fer (voir les nºs 53 et 72).

DYSPEPSIE. Ce mot veut dire : *difficulté de digérer*. (Voir les nºs 43, 44, 45, 91, 93.)

43. **EAU D'OREZZA.** — Cette eau minérale est française : elle coule dans les montagnes de la Corse. Parmi les eaux qui sont à la fois gazeuses et ferrugineuses, il n'en existe pas d'aussi riches que celle-là. Elle est d'une limpidité parfaite, d'une saveur aigrelette, piquante, et réellement agréable à boire. Elle pétille comme les vins mousseux : c'est comme une eau de Seltz ferrugineuse.

L'eau d'Orezza possède franchement les propriétés des meilleurs ferrugineux, et son emploi convient dans tous les cas où la pauvreté du sang joue un rôle appréciable, ce qui revient à dire que le plus grand nombre des personnes faibles, délicates et mal portantes, se trouveraient bien de prendre cette eau à leurs repas.

Il y a quelques années, nous aurions hésité à conseiller l'usage de l'eau d'Orezza, à cause de la difficulté de se la procurer ; mais, aujourd'hui, cette difficulté n'existe plus, car on la trouve dans toutes les pharmacies bien approvisionnées.

44. **EAU DE SELTZ.** — Si on met, dans une bouteille d'eau, du bicarbonate de soude et de l'acide tartrique en quantité suffisante, en ayant soin de boucher la bouteille immédiatement, il se dégage de l'acide carbonique qui demeure emprisonné dans l'eau et lui donne la saveur aigrelette de l'eau de Seltz. Mais, en même temps, il se forme du tartrate de soude, qui reste aussi dans le liquide. Lorsqu'on boit cette espèce particulière d'eau de Seltz, on introduit dans le tube digestif ce tartrate de soude, lequel passe ensuite dans le sang, à mesure qu'il est absorbé. Là il subit un genre de décomposition qui le fait redevenir du bicarbonate de soude. Il résulte de cette explication qu'en buvant cette sorte d'eau de Seltz, c'est comme si on buvait de l'eau de Vichy, puisque l'eau de Vichy doit ses propriétés principales au bicarbonate de soude qu'elle renferme, à raison de *cinq* grammes environ par litre. Mais, l'eau de Vichy possède une saveur fade et écœurante qui fait que, souvent, on la prend avec répugnance, tandis que l'eau de Seltz dont nous parlons a une saveur acidulée agréable, qui fait qu'on la prend volontiers, en mangeant, aussi bien qu'à jeun.

L'usage de cette boisson est hygiénique, et nous la recommandons aux personnes qui ont, ou sont menacées d'avoir des affections du foie; aux goutteux; à ceux qui craignent la gravelle ou qui souffrent beaucoup de la chaleur; en un mot, à tous ceux auxquels l'eau de Vichy est conseillée, lorsqu'il ne s'agit pas de combattre l'acidité de l'estomac, cas dans lequel l'eau de Vichy ne peut être remplacée par l'eau de Seltz. Pour que cette eau de Seltz remplisse le rôle de l'eau de Vichy, il faut la prendre par verres assez espacés dans le cours de vingt-quatre heures.

M. D. Fèvre a eu le premier, et il y a déjà longtemps, l'idée heureuse de préparer en grand le bicarbonate de soude et l'acide tartrique destinés à faire la boisson que nous recommandons. Ces substances sont vendues en paquets blancs et bleus tout mesurés. M. Fèvre vend aussi une bouteille solide et disposée pour que la manœuvre du bouchage soit facile. On trouve partout ces poudres et ces appareils, mais on peut s'adresser à M. Fèvre, à Paris, rue Saint-Honoré, 398.

Disons encore que si on absorbe, à la fois, beaucoup d'eau de Seltz-Fèvre, une partie du tartrate de soude qui n'a pas le temps de passer dans le sang reste dans l'intestin, où elle produit un effet laxatif et rafraîchissant.

On voudra bien se souvenir que nous ne voulons pas parler de l'eau de Seltz ordinaire des fabriques, laquelle, ne renfermant que du gaz, n'a aucun rapport avec l'eau de Vichy.

Pour préparer soi-même cette eau de Seltz proprement dite, c'est-à-dire ne contenant rien autre chose que du gaz, on peut se servir de l'appareil appelé *Seltzogène*, dont l'invention est due aussi à M. Fèvre.

Cet appareil est simple, solide, gracieux, facile à porter, à emballer, à manœuvrer, à rafraîchir. Sa forme élégante et sa commodité en font certainement l'appareil de table par excellence. Pas d'embarras pour visser ni dévisser, pas de métal ni de caoutchouc en contact avec l'eau à boire.

Avec cet appareil, on prépare soi-même, et sans mélange de poudre, l'eau de Seltz, la limonade gazeuse, les vins mousseux, etc.

45. **EAUX minérales de Vichy, de Vals.** — L'emploi de ces eaux est très avantageux, lorsqu'il s'agit d'affections du foie ou des voies urinaires; mais ces boissons ne sont pas à la portée de toutes les bourses. On remplace très suffisamment ces deux sortes d'eau avec le bicarbonate de soude, qui en est l'agent principal. Pour cela, achetez chez le pharmacien des paquets contenant *cinq grammes* de bicarbonate de soude. Il suffit de faire dissoudre un de ces paquets dans un litre d'eau, pour avoir l'équivalent d'une bouteille d'eau de Vichy ou d'eau de Vals. Nous conseillons de boire ce litre d'eau en quatre fois, un grand verre en se levant, en se couchant, et une heure avant chaque repas.

Quand on boit de l'eau de Seltz faite avec la poudre de D. Fèvre (voir nº 44), on obtient des effets à peu près aussi bons qu'avec les eaux de Vichy ou de Vals, et cette eau de Seltz étant plus agréable à prendre, les personnes qui n'aiment pas le goût des eaux alcalines pourront les remplacer ainsi.

ÉCHAUFFEMENT D'INTESTINS. — Voyez *Constipation*, nº 26.

46. ÉCORCES D'ORANGES AMÈRES. — L'écorce d'oranges amères a été vantée, autrefois, par de nom-

breux médecins, à cause de la propriété qu'elle possède de tonifier sans échauffer, sans déterminer de constipation, comme cela arrive avec d'autres remèdes, d'ailleurs excellents. Les anciens livres de médecine sont remplis de recettes dans lesquelles cette écorce a joué un rôle important et qui montrent en quelle estime elle était aux yeux des plus célèbres médecins. Comment expliquer l'oubli dans lequel était tombé un remède de cette valeur ? Nous pensons que cet abandon provenait de ce que l'écorce d'oranges amères, substance facile à altérer, nous arrive de pays lointains, et que, pendant les longues traversées, elle était souvent exposée à des avaries qui lui donnaient un mauvais goût et en changeaient les propriétés.

Il y a environ trente-cinq ans, M. Laroze reprit l'étude de l'écorce d'oranges amères. Il prit des dispositions pour être toujours approvisionné d'écorce parfaitement saine, ce qui lui permit de livrer des préparations toujours semblables à elles-mêmes. Grâce aux soins et à la persévérance de ce pharmacien distingué, l'écorce d'oranges amères a repris sa place parmi les meilleurs remèdes de sa classe.

Disons maintenant quelques mots sur les deux principales préparations dans lesquelles M. Laroze fait un emploi si utile de l'écorce d'oranges amères. Nous ne dirons rien des doses et des modes d'emploi de ces remèdes, parce que tout cela est indiqué clairement dans les instructions qui les accompagnent.

Sirop sédatif d'écorces d'oranges amères au bromure de potassium, *de Laroze.* — On peut voir, dans le cours du Manuel, combien sont nombreuses les occasions d'employer le bromure de potassium ; nous dirons seulement que les plus fréquentes sont : l'épilepsie, l'hystérie, l'excitation maladive de l'appareil génital, l'incontinence d'urine chez les jeunes sujets, la coqueluche, la dysménorrhée, les convulsions des enfants, la migraine, la disposition aux attaques de nerfs, la surexcitation nerveuse, etc. Dans tous ces cas, nous recommandons le sirop de Laroze pour les raisons suivantes : 1° les propriétés de l'écorce d'oranges amères ont de l'analogie avec celles du bromure de potassium ; 2° la saveur de l'écorce dissimule le goût salé du médicament et le fait accepter par les enfants et par les personnes les plus difficiles ; 3° nous avons la certitude que le bromure employé par M. Laroze est parfaitement pur (voir le n° 9).

*Sirop d'écorces d'oranges amères à l'*iodure de potassium, *de Laroze.* — Les cas dans lesquels l'iodure de potassium est ordonné sont suffisamment indiqués dans les articles 41, 67, 68, de cet opuscule. Si l'on désire plus de détails, on les trouvera dans le Manuel. Ici, nous nous bornons à dire que l'administration de l'iodure de potassium étant encore plus difficile que celle du bromure, en associant ce sel à l'écorce d'oranges amères, M. Laroze a rendu un vrai service aux personnes délicates, service d'autant plus appréciable que, presque toujours, l'iodure de potassium doit être employé pendant un temps assez long.

47. **ÉCORCHURES, Petites blessures de la peau.** — Il ne faut pas négliger les plus petites blessures de la peau. Une égratignure, une écorchure, une petite morsure d'insecte, etc., peuvent devenir le point de départ d'une inflammation, d'un érysipèle, surtout chez certaines personnes dont le sang n'est pas en bon état. Aucun accident ne se produira si, après avoir lavé et séché la petite blessure, on la tient soigneusement à l'abri du contact de l'air, pendant plusieurs jours, en la recouvrant d'une feuille de taffetas vulnéraire de Marinier. Ce taffetas, bien

préférable au taffetas anglais, est souple, flexible, sans couleur; c'est un véritable épiderme factice, protégeant très bien les surfaces écorchées, sur lesquelles il adhère parfaitement. On le trouve dans les bonnes pharmacies. A défaut de ce moyen, on réussira encore en se servant d'un *timbre-poste*, facile à rencontrer partout. Tout autre moyen qui empêchera, à la fois, le frottement et le contact de l'air réussira également.

48. **EMPOISONNEMENT.** — A l'instant même où une personne croit, à tort ou à raison, avoir du *poison* dans l'estomac, même sans soupçonner quel peut être ce poison, il faut qu'elle s'empresse d'avaler de l'eau, *telle qu'elle se trouve*, en quantité énorme; puis, aussitôt que l'estomac est rempli, qu'elle s'introduise hardiment deux doigts jusqu'au fond de la gorge, de manière à faire *soulever le cœur*. On recommence, jusqu'à ce que des vomissements abondants aient vidé l'estomac. On boit de nouveau, *à plein estomac*, et on fait encore revenir toute cette eau, au moyen des doigts. Après quelques instants de repos, on réitère cette opération une troisième, une quatrième fois. Plus il y a d'eau dans l'estomac, et plus le vomissement est facile à obtenir. *L'eau tiède* serait meilleure que l'eau froide, mais il faut se servir d'eau froide, en attendant qu'on en ait de la chaude.

Si le patient n'a pas la force de se faire vomir lui-même, il faut qu'on lui vienne en aide. On pourrait remplacer les doigts par une *barbe de plume*; mais ce moyen est moins sûr, et, d'ailleurs, on perdrait du temps pour se la procurer. Si l'on avait du *lait* à mettre dans l'eau, en assez forte proportion, cela serait avantageux; mais il ne faut pas négliger de vomir par l'eau froide, sous le prétexte de chercher de l'eau tiède ou du lait. On ne cesse de faire vomir que lorsque l'estomac renvoie le liquide tel qu'il l'a reçu. Pendant qu'on fait cela, une personne diligente va à la recherche d'un médecin.

49. **ENGELURES.** — Voici un remède qu'on peut employer avec le plus grand succès dans toute espèce d'engelures :

Prenez :	Glycérine pure........................	60 grammes.
	Amidon........................	4 —

Délayez avec soin l'amidon dans la glycérine; puis, chauffez sur un feu doux, en remuant toujours, jusqu'à ce que le tout ait pris l'apparence d'une *gelée*.

On met sur les parties malades une couche mince de ce remède, et on le recouvre de linge doux ; ou bien on porte des gants de peau usés et larges.

Si les engelures sont à vif, ulcérées, on ajoute à cette gelée un peu de coaltar de Le Beuf (voir n° 24).

Cette gelée est le meilleur des remèdes pour faire passer les *crevasses* des lèvres, des mains ou des mamelons des nourrices.

Dans beaucoup de cas, on peut aussi employer le taffetas indiqué au n° 47 (Voir le n° 74 *bis*).

50. **ENGORGEMENTS, Tumeurs.** — Faites préparer, par votre pharmacien, la pommade à l'iodure de potassium du Codex (100 grammes, 2 fr. 50). Trois ou quatre fois par 24 heures, enduisez la surface malade de cette pommade, *sans frotter*; puis, aussitôt, recouvrez-la d'un cataplasme émollient mince, recouvert lui-même d'une toile cirée qui l'empêche de sécher.

A défaut de cette pommade, on peut se servir d'une

huile de foie de morue de bonne qualité, employée de la même manière (voyez n° 63 *bis*).

Ce pansement fait fondre les humeurs qui forment l'engorgement, et si, en même temps, on fait un traitement dépuratif basé sur l'emploi fréquent d'un bon purgatif, on est en droit d'espérer une guérison qui se produira plus ou moins rapidement.

Il ne s'agit pas, ici, des engorgements inflammatoires; ceux-ci réclament des cataplasmes *émollients* (voir les nos 14 et 74 bis).

ENGORGEMENT DU FOIE. — Voyez eau de *Vichy*, n° 45; *Purgatifs*, n° 106.

ENGORGEMENT DE LA RATE. — Voyez *Quinquina et Purgatifs*, nos 106 et 128.

ENROUEMENT. — Voyez n° 22.

51. **ENTORSE.** — Dans une entorse, les ligaments de la jointure ont été fortement tiraillés, presque arrachés; des fibres ont été brisées et du sang s'est extravasé. Un peu de réflexion suffit pour faire comprendre que ces désordres ne sauraient disparaître sur l'heure, quel que soit le remède employé. Il faut quelques jours, au moins, pour que la nature ait le temps de se réparer, et il ne faut pas entraver son travail par des mouvements qui déferaient son ouvrage à mesure qu'elle le produit. Donc, dans un cas d'entorse, tenez la jointure dans un repos absolu, et empêchez-la de *s'échauffer*, en l'entourant de compresses constamment humectées avec de l'eau salée ou alcoolisée.

ÉPILEPSIE, Mal caduc. — Le bromure de potassium est le remède qui donne les meilleurs résultats dans cette maladie. (Voyez le n° 9.)

ÉPISPASTIQUE. — On donne ce nom aux pommades employées pour entretenir les vésicatoires. (Voyez le nº 127.)

ESTOMAC faible, délabré, dérangé. — Voyez les nºs 26, 43, 44, 45, 53, 91, 93, 108 et 128.

EXUTOIRES. — Lorsqu'on provoque un écoulement d'humeur par un point de la peau, dans le but de détourner le mal des parties profondes, on fait un exutoire. Les cautères, les vésicatoires permanents, les sétons, les moxas, sont des exutoires ; mais on peut dire que les cautères et les vésicatoires sont les seuls dont l'usage soit populaire. L'action des exutoires peut être comparée à celle des purgatifs, et on pourrait les appeler des *purgatifs cutanés*. (Voir les articles *Cautère*, nº 15, et *Vésicatoires*, nº 127.)

FAIBLESSE. — Voyez les articles 3, 27, 53, 116, 128.

52. **FÉBRIFUGE.** — Les médicaments qui méritent ce nom sont nombreux, mais le quinquina et ses préparations l'emportent sur tous les autres, par la sûreté plus grande de leurs effets. Le sulfate de quinine est une sorte de *quintescence* du quinquina. Dans les accès de fièvre très graves, pernicieux, rien ne remplace le sulfate de quinine ; mais, dans les fièvres déjà anciennes, ce remède est remplacé avec avantage par le Quina Laroche ou par le vin de Bellini, lesquels, à forte dose, ne fatiguent ni la tête ni l'estomac. (Voyez le nº 128.)

Tout habitant d'un pays fiévreux qui prendrait, chaque matin, un verre à bordeaux de vin de Bellini, ou bien un petit verre à liqueur de quina Laroche serait garanti contre les attaques de la fièvre.

53. **FER et médicaments ferrugineux.** — Les personnes qui ont besoin de ces remèdes en ont besoin pendant longtemps et doivent y revenir de temps en temps. Comme on se lasse aisément d'un remède dont l'emploi se prolonge, nous indiquons ici plusieurs préparations, afin que le malade puisse choisir, changer et éviter ainsi la fatigue ou le dégoût.

Eau rouillée. Mettre dans une carafe, après les avoir fait rougir au feu, une petite poignée de *pointes de Paris*; tenir la carafe toujours pleine d'eau aux deux tiers; agiter souvent, pour faciliter la rouille; boire cette eau aux repas, en ayant soin de l'agiter avant de verser.

Carbonate de fer. Poudre rouge, sans goût, dont on prend, à chaque repas, deux fois la grosseur d'un gros pois. Achetez-en 60 grammes, dans un flacon de verre.

Fer réduit par l'hydrogène, poudre noire de fer pur, dont on prend le volume d'un pois, à chaque repas. Achetez-en un flacon de 10 grammes.

Dragées de Gélis et Conté, au lactate de fer. Deux ou trois dragées à chaque repas. (Voyez n° 42.)

Pilules de Blancard, à l'iodure de fer, convenant surtout, à cause de l'*iode*, aux personnes lymphatiques, disposées aux humeurs froides. Remède excellent pour ceux qui ont eu quelque affection contagieuse constitutionnelle et qui ont le sang pauvre. (Voir le n° 96.)

Pyrophosphate de fer de Robiquet, efficace surtout lorsque l'anémie se présente chez les personnes ayant les systèmes nerveux ou osseux plus ou moins affaiblis. (Voyez le n° 107.)

Eau minérale d'Orezza. Cette eau agréable renferme du fer en quantité assez grande pour qu'on puisse l'employer comme un médicament ferrugineux. (Voyez le n° 43.)

54. FIÈVRE. — Qu'est-ce que c'est que la fièvre? C'est une chose bien difficile à expliquer en peu de lignes, surtout dans un ouvrage destiné à des personnes étrangères au langage médical.

Lorsqu'une personne ressent des malaises, de la lassitude, des frissonnements, une tendance au sommeil, du mal de tête, de la soif, une diminution de l'appétit, une plus grande fréquence du pouls, cette personne reconnaît, instinctivement, qu'elle a de la fièvre, qu'elle a un peu de fièvre. Tous ces symptômes peuvent varier beaucoup en intensité ; la lassitude devient de la courbature ; une chaleur pénible remplace le simple frissonnement ; la langue devient rouge et sèche ; le malade est obligé de prendre le lit ; le pouls augmente beaucoup de fréquence. Alors on sent qu'il s'agit d'une forte fièvre.

La fièvre n'est pas, par elle-même, une maladie. C'est ordinairement un symptôme, un effet de l'inflammation de quelque partie du corps ; ainsi, par exemple, un panaris fait éprouver toutes les particularités de la fièvre. Il en est de même de certains clous, de l'inflammation d'une amygdale, d'un érysipèle, d'un abcès. Si la fièvre existe sans que l'on aperçoive aucune partie enflammée, c'est que cette inflammation a lieu dans quelque organe interne, peut-être dans le poumon, au foie, dans l'intestin, au cœur. Comment le savoir, et que faut-il faire? La difficulté est souvent si grande, qu'un médecin attentif est quelquefois plusieurs jours avant d'être fixé luimême. La conséquence de ces observations, c'est qu'il faut tâcher de se faire assister par un médecin, toutes les fois qu'un état fébrile intense se prolonge pendant plusieurs jours.

En attendant le conseil du médecin, voici ce que doit faire toute personne qui se trouve prise de fièvre : cesser tout travail ; garder la chambre ou le lit ; ne pas manger ou se contenter de potages; prendre abondamment quelque boisson douce et rafraîchissante. S'il survient de la moiteur ou de la transpiration, tâcher de la favoriser, en prenant les boissons chaudes. Si l'affection inflammatoire, visible ou non, qui a donné lieu à la fièvre, n'est pas grave, quelques jours de ces soins peuvent suffire pour que tout rentre dans l'ordre. Dans le cas contraire, nous ne pouvons rien dire de plus : c'est au médecin, en position d'examiner le malade, à diriger la nature ou à combattre le mal.

55. **FIÈVRES INTERMITTENTES, Fièvres d'accès. Fièvres de marécages.** — Ce genre de fièvres n'a aucun rapport avec l'état fébrile dont il vient d'être question, dans l'article précédent. Les fièvres intermittentes ne dépendent pas de l'inflammation; mais elles sont occasionnées par des miasmes émanés du sol humide ou des terrains marécageux. Le quinquina est le remède héroïque de ce genre de fièvres. Le sulfate de quinine, qui est comme la quintessence du quinquina, est employé pour *couper* les accès; mais, lorsque ces accès sont peu intenses ou bien lorsqu'ils ont été coupés après avoir duré longtemps, ce n'est plus la *quinine* qui convient le mieux. Alors, on doit employer des vins et des liqueurs dans lesquels on a introduit les principes actifs du quinquina. (Voyez le n° 128.) Les personnes qui ont été affaiblies par de nombreux accès de fièvre intermittente sont tombées dans un état d'anémie qui ne cède pas aux seules préparations du quinquina, quel que soit leur mérite ; il faut ajouter à celles-ci quelque bon ferrugineux. (Voyez le n° 53.)

FLUEURS BLANCHES. — Voyez les n°s 53 et 128.

FOIE. — Dans les maladies de foie *sans fièvre*, on

emploie l'eau de Vichy, naturelle ou artificielle (n° 45) et des purgations fréquentes (Voyez n° 106).

FRACTURES, Transport des blessés. — Lisez, dans le Manuel, les articles consacrés à ces sujets, et qui sont trop longs pour être reproduits ici.

FRICTIONS. — Lisez l'article *Douleur*, n° 41.

FRISSON. — Le frisson est un tremblement général plus ou moins violent, accompagné d'une sensation pénible de froid et de claquement de dents

Si le frisson est causé par un refroidissement, il faut faire ce qui est indiqué au n° 110.

S'il est le résultat d'une violente émotion, de la frayeur, de la colère, il est purement nerveux, sans danger et il se calme de lui-même. On peut prendre de l'eau de fleurs d'oranger, de l'éther, une infusion de tilleul, un peu d'eau de mélisse ou de quelque liqueur forte, dans de l'eau sucrée.

Si un frisson plus ou moins prolongé est suivi d'une chaleur sèche, désagréable, et ensuite d'une transpiration abondante, le tout se répétant à jour fixe et à heure à peu près fixe, c'est un accès de fièvre intermittente (n° 55).

Plusieurs maladies aiguës très graves commencent par un frisson prolongé.

56. **GALE.** — Voici un traitement qui peut guérir la gale en *une seule séance*. Mélangez ensemble fleur de *soufre* et *glycérine*, de chacun 100 *grammes* (prix, 1 fr. 50 cent. environ). Prendre un bain chaud d'une heure ; vers la fin du bain, bien savonner toutes les parties du corps, moins la tête ; sortir du bain ; procéder à la friction soufrée, en frottant rudement, et en ne ménageant pas le remède, afin qu'il

s'en trouve sur toutes les parties de la peau, même où la démangeaison ne se fait pas sentir ; se rhabiller avec des vêtements propres, et n'en pas changer pendant plusieurs jours ; ne pas chercher à se débarrasser des parcelles de soufre qui restent adhérentes à la peau et aux vêtements. Si plusieurs personnes ont la gale dans la même maison, qu'elles se traitent toutes le même soir. Plonger dans l'eau bouillante les vêtements quittés avant la friction, pour tuer les insectes de la gale qui pourraient s'y trouver encore. La chaleur d'un four d'où on retire le pain suffit pour faire périr les insectes, lorsque les vêtements ne sont pas de nature à être plongés dans l'eau bouillante.

57. **GARGARISMES.** — On les emploie pour la bouche ou pour la gorge. (Voyez les nos 8 et 60.)

Pour la bouche. Dans un litre d'eau, faites fondre 30 *grammes* d'alun (prix 25 c.). Toutes les heures environ, mettre dans la bouche une petite cuillerée à café de cette eau, et l'y conserver jusqu'à ce que, la bouche s'étant remplie de salive épaisse, on soit forcé de cracher.

Pour la gorge. Un liquide mis dans la bouche ne pouvant jamais aller au contact des parties situées plus loin que la luette, il faut procéder autrement que pour la bouche. Pour cela, avec un peu d'ouate ou quelques brins de charpie, fixés à l'extrémité d'une baguette mince, faites un petit pinceau pas trop gros ; trempez ce pinceau dans la solution d'alun, et servez-vous-en pour mouiller toutes les parties qui paraissent malades. Pour abaisser la langue et rendre visible le fond de la gorge, on se sert d'un manche de cuiller qu'on a ployé à moitié, afin que la main qui le tient ne masque pas la bouche. On obtient un très bon résultat en remplaçant la solution d'alun par l'alun *en poudre fine*. Le même pinceau peut servir pour porter cette poudre sur les parties qui en ont besoin. (Voyez *Gorge*, nº 60.)

Presque tous les médecins sont aujourd'hui d'accord pour reconnaître que les pastilles de chlorate de potasse de Dethan sont très efficaces, dans la plupart des maux de la bouche et de la gorge. Ces pastilles sont plus agréables à employer que l'alun ; mais, ce remède étant un peu plus coûteux que l'autre, les personnes peu aisées s'en tiendront à l'alun. (Voir le nº 22.)

58. **GARDE-MALADES.** — Il n'est personne qui, à un moment donné, ne puisse être appelé à tenir le rôle de garde-malade ; aussi, nous jugeons à propos de donner quelques conseils généraux qui, en ces occasions, peuvent être d'une très grande utilité, principalement lorsqu'il s'agira de maladies très graves.

Une garde-malade doit d'abord bien se pénétrer qu'après le médecin c'est sur elle que repose toute la responsabilité, et que, parfois, la vie du malade dépend de la stricte observation des ordonnances du médecin. Sa conduite est donc toute tracée : obéissance passive à toutes les indications qui lui auront été données, s'abstenir de tous commentaires vis-à-vis du malade et ne pas oublier que souvent le médecin attend les résultats les plus importants de prescriptions qui pourraient lui paraître, à elle, indifférentes ou inutiles.

En dehors de cette responsabilité qu'elle partage avec le médecin, il en est une autre dont la charge tout entière pèse sur la garde, et c'est surtout pour l'aider à supporter ce fardeau que nous écrivons ces conseils.

Une garde-malade devra toujours être calme, patiente et attentive. Pendant l'absence du médecin par des questions multiples et insidieuses, le malade cherche souvent à savoir ce que l'on dit de lui, si son état est grave et si l'on espère le sauver; la garde-malade ne doit jamais se laisser surprendre. Qu'elle conserve toujours le calme sur son visage; qu'elle s'applique, par ses réponses et sa conduite, à ramener la tranquillité dans l'esprit de son malade, se pénétrant bien que les troubles de l'esprit sont souvent, dans le cours d'une maladie, des sources de graves complications.

La patience des garde-malades doit être à toute épreuve; elles ne doivent jamais oublier qu'elles se trouvent auprès d'êtres souffrants, et que la patience et la douceur sont les seuls moyens en leur pouvoir de vaincre l'obstination et la répugnance que les malades montrent trop souvent pour ce qui est nécessaire à leur rétablissement. Rien ne devra coûter à une garde-malade, pour arriver à un bon résultat; elle ne reculera ni devant les mauvaises paroles, ni devant les actes d'impatience qui pourraient se produire; elle ne considérera que le but, qui est d'arriver à la guérison du malade, ou, tout au moins, à une amélioration de son triste état.

C'est par des soins attentifs surtout qu'une garde-malade concourt le plus puissamment à rendre le malade à la santé. Rien ne doit échapper à son observation. C'est ainsi qu'elle doit, de temps en temps, consulter le thermomètre placé dans la chambre du malade et veiller à ce que la température soit toujours à peu près uniforme, ne lui permettant pas de s'élever au-dessus de 20 degrés ni de descendre au-dessous de 16 degrés.

Dans les longues maladies, l'air de la chambre du malade se trouve souvent vicié. La garde, avec les précautions nécessaires pour ne pas refroidir le malade, veillera à ce qu'un système de ventilation approprié à l'appartement permette de renouveler l'air de temps en temps, n'oubliant pas que la respiration d'un air pur aide puissamment à la guérison des malades.

Si les malades sont affaiblis, leurs yeux deviennent très sensibles à la lumière, le moindre bruit retentit désagréablement dans leur cerveau ; aussi, la garde s'appliquera à maintenir, dans la chambre, une demi-obscurité qui permette au malade de goûter plus facilement le repos. Elle ne lui délivrera une plus grande clarté que sur sa demande expresse et pendant quelques instants ; quant au bruit, elle l'éloignera le plus possible, par tous les moyens en son pouvoir.

Les odeurs viennent souvent incommoder le malade, à qui sa faiblesse permet de percevoir celles que la garde elle-même ne peut sentir ; par le système de ventilation dont nous venons de parler, on s'efforcera de faire disparaître toutes les odeurs désagréables ; mais la garde fera tous ses efforts pour en tarir la source, en tenant très proprement le malade ; en nettoyant avec le plus grand soin tous les instruments qui ont pu servir à l'accomplissement de ses différents besoins.

En ce qui la touche elle-même, la garde-malade doit aussi être d'une extrême propreté. Il faut que le malade remarque qu'elle lave ses mains fréquemment : il faut qu'elle rince sa bouche, pour que son haleine ne soit pas désagréable au patient. Son visage doit être propre et souriant.

On s'enquiert souvent de la température à laquelle on doit tenir la boisson des malades ; à de très rares exceptions près, la température la plus convenable est celle qui existe dans la chambre même.

Lorsque le malade entre en convalescence, c'est-à-dire quand le danger de la maladie semble avoir disparu, le zèle et l'attention de la garde-malade ne doivent point se ralentir, car les rechutes sont très faciles et souvent plus dangereuses que la maladie elle-même. L'appétit du malade est souvent vorace, et la garde ne devra lui servir les aliments qu'avec la plus grande discrétion, sachant bien qu'il vaut mieux lui en donner souvent et en très petite quantité. Le convalescent est souvent loquace, on dirait qu'il veut rattraper le temps qu'il vient de passer dans le silence ; la garde s'appliquera à modérer le plus possible ses conversations, soit en ne lui répondant pas, soit en lui persuadant, par le raisonnement, que cela pourrait lui être préjudiciable.

Il arrive souvent que, lorsqu'ils apprennent l'amélioration de son état, les parents du malade, ses amis s'empressent de lui rendre visite, et, si la garde ne veillait constamment auprès de lui, ils finiraient par le fatiguer et pourraient faire empirer son état. Que la garde éloigne les importuns, ne laissant approcher que ceux sur la discrétion desquels elle peut compter, et tout en ne permettant que de courtes séances.

Pour charmer ses ennuis, le malade demande quelquefois un livre ; la lecture, à un certain moment de la convalescence, peut être permise, mais à la condition qu'elle ne porte pas sur des sujets qui nécessitent une grande attention, et que les séances ne soient pas trop prolongées. Pour obtenir ce résultat, la garde pourra proposer de faire elle-même la lecture, et s'arrêter dès qu'elle jugera que son malade peut en être un peu fatigué.

Deux ou trois fois par jour, la garde devra ménager quelques instants de sommeil ou, tout au moins, de repos, et, pour cela, elle interdira toute visite, fera cesser toute lecture et conversation, et observera elle-même le plus grand silence.

Pour juger par elle-même jusqu'où peuvent aller les distractions que l'on permet à un convalescent, la garde devra toucher fréquemment le pouls et la peau de son malade, et lorsque le pouls ou la chaleur auront une tendance à s'élever, elle veillera à ce que le malade puisse prendre du repos.

Comme rien ne doit échapper à l'attention d'une garde-malade, elle veillera avec le plus grand soin à la régularité des garde-robes, et, si cela devenait nécessaire, elle saurait administrer un lavement émollient ou un léger purgatif.

Le malade qui a la fièvre a la bouche sèche, pâteuse; sa salive épaisse s'échauffe et prend un mauvais goût. Cela explique l'utilité de nettoyer souvent la bouche, à fond, avec une brosse à dents douce, en se servant d'eau tiède acidulée avec du vinaigre ou avec du jus de citron. La brosse ne servira pas seulement pour nettoyer les dents; il faut aussi la promener sur la face interne des joues et sur la langue, pour rendre celle-ci aussi nette que possible. (Voyez les articles 16, 102 et 104 qui complètent celui-ci).

GLANDES ENGORGÉES ou ulcérées. — Voyez les articles 46, 50, 63 *bis*, 96, 99.

59. **GOITRE, ou Grosse gorge.** — Ce mal provient de ce que l'eau et la terre des contrées où il est fréquent ne contiennent pas d'iode, ou n'en contiennent pas assez (voyez *Iode*). Si le mal n'est pas trop ancien et développé à l'excès, on le fait disparaître, en donnant de l'iodure de potassium, si le sujet est bien portant, ou de l'iodure de fer, si, en même temps, il existe de l'appauvrissement du sang. Dans le premier cas, le sirop de Laroze à l'iodure de potassium convient, à la dose de deux cuillerées à café seulement, par jour; dans le second cas, donner trois ou quatre pilules de

Blancard (voyez 46 et 96). Il est bon, en même temps, de maintenir la grosseur constamment recouverte d'un linge enduit de pommade à l'iodure de potassium du Codex (nº 50).

Les personnes qui habitent un pays goîtreux peuvent se préserver du mal, en prenant, habituellement, une très petite quantité d'iodure de potassium ou d'iodure de fer ; par exemple, tous les deux ou trois jours, une pilule de Blancard ou une cuillerée *à café* de sirop Laroze. Ces quantités minimes suffisent pour remplacer ce qui manque d'iode dans le sol. A cause de l'iode qu'elle renferme, une bonne huile de foie de morue serait aussi un bon préservatif, à la dose d'une grande cuillerée par jour (nº 63 *bis*).

60. **GORGE.** — S'il survient dans la gorge une inflammation avec fièvre intense, sécheresse, difficulté d'avaler, il faut se tenir chaudement, tâcher de transpirer, en prenant de petites tasses de boissons chaudes et émollientes comme dans les cas de rhumes récents (voyez nº 113) ; prendre des bains de pieds sinapisés (nº 6). Si les amygdales sont très gonflées, d'un vilain rouge, et surtout s'il se produit à leur surface des plaques blanchâtres, il faut tâcher de se faire soigner par un médecin. Dans les maux de gorge de ce genre, il est bon d'employer l'émétique comme vomitif. Lorsque les angines sont épidémiques et graves, il faut surveiller la gorge, surtout chez les enfants, et consulter sans retard, afin de pouvoir agir avant que le mal ait fait de trop grands progrès.

S'il s'agit de maux de gorge ayant une tendance à se prolonger, il faut employer l'*alun* ou le *chlorate de potasse*, comme cela est indiqué aux nºs 57 et 22.

GRIPPE. — Voyez le nº 113.

61. **GOUDRON.** — Le goudron rend beaucoup de services dans les maladies des poumons caractérisées par l'abondance des crachats. Il n'est pas moins utile dans les maladies des voies urinaires, lorsque l'urine renferme des *glaires*. Comme c'est l'eau de goudron que l'on emploie le plus souvent, nous donnons ici, pour la préparer, un procédé plus commode que celui qui a été usité jusqu'à présent.

Achetez, dans une pharmacie, *cent grammes* de bon goudron de Norwège, et mélangez-le avec un poids à peu près égal de charbon de bois pulvérisé. Vous obtiendrez ainsi une poudre noire qui ne poisse pas les doigts, le goudron ayant pénétré dans les pores du charbon. Pour obtenir la poudre de charbon, prenez tout simplement de la braise de votre foyer, laquelle est très facile à broyer, soit dans un mortier, soit sur une table, à l'aide d'une bouteille ou d'un morceau de bois. Conservez ce charbon goudronné dans un vase couvert.

Pour préparer l'eau de goudron, il suffit de mettre une ou deux cuillerées de ce charbon dans une bouteille d'eau, d'agiter à plusieurs reprises, dans l'espace d'une heure ou deux, et de passer le liquide au travers d'un linge, pour séparer le charbon.

Prévoyant que plus d'un lecteur trouvera, peut-être avec raison, que ce procédé est encore trop compliqué, nous indiquons aussi le moyen suivant, qui est bien véritablement le plus simple de tous ceux que l'on peut employer pour avoir l'eau de goudron naturelle. Il s'agit, tout simplement, de mettre dans une bouteille d'eau pure, une cuillerée à bouche de l'*émulsion de goudron de Le Beuf*. Cette émulsion n'est pas obtenue par une réaction chimique, mais elle renferme le goudron pur, divisé à l'infini, et suspendu dans le liquide au moyen de la *saponine*. L'eau de goudron ainsi préparée renferme exactement tous les principes du goudron de Norwège. On trouve les flacons de goudron de Le Beuf dans toutes les pharmacies.

L'eau de goudron se prend comme boisson, en quantité quelconque, soit pure, soit mélangée au vin. On peut aussi la sucrer.

En général, les personnes auxquelles le goudron est utile se trouvent bien de prendre aussi de l'huile de foie de morue. (Voyez le n° 63 *bis*.)

61 *bis*. **GOURME.** — Tout le monde sait qu'il peut être dangereux, pour la vie des enfants, de *faire rentrer* leurs gourmes par des remèdes externes. Il ne faut pas chercher à guérir ces maux trop rapidement. Le traitement consiste à faire disparaître les croûtes lorsqu'elles sont trop épaisses, en les ramollissant avec de l'eau de guimauve ; à faire prendre, soir et matin, une cuillerée à soupe de bonne huile de foie de morue mêlée avec autant de sirop antiscorbutique (n° 63 *bis*) ; à faire prendre, avant chaque repas, un peu d'une préparation de quinquina (n° 128) ; à tenir les enfants vêtus chaudement (Voir n° 74 *bis*).

HÉMOPTYSIE. Crachement de sang. Voyez le n° 34.

62. **HÉMORRHAGIES. — Pertes de sang. — Crachements de sang.** — La vue du sang qui coule cause toujours une grande émotion, de vives alarmes ; aussi, on ne saurait trop louer l'auteur du Manuel d'avoir mis à la portée des gens ignorants des choses de la médecine des moyens presque toujours suffisants pour empêcher les hémorrhagies d'avoir des suites funestes. Ne pouvant abréger utilement ces articles, nous engageons nos lecteurs à les voir dans l'ouvrage. (Voyez les n° 34 et 114.)

HERNIE ÉTRANGLÉE. — Cet accident, très grave et promptement mortel, peut arriver à toute personne atteinte de hernie. Il importe donc aux nombreuses personnes qui se trouvent dans ce cas de savoir, d'avance, ce qu'elles auraient à faire, si l'accident menaçait de se produire. Elles trouveront dans le Manuel des explications satisfaisantes, mais qui ne peuvent être placées ici.

63. **HOQUET.** — Ce spasme naît souvent sans cause appréciable. On le fait cesser très promptement par des moyens très simples, consistant, soit à boire un peu d'un liquide très froid ou très acide, comme un peu de glace ou de vinaigre ; soit à retenir sa respiration aussi longtemps que possible. On réunit ces deux moyens en buvant un demi-verre d'eau fraîche, très lentement et *sans respirer.* On le fait cesser également en détournant l'attention de la personne qui a le hoquet, par une surprise. Quelquefois, ces moyens ne suffisent pas, et il faut demander au pharmacien une potion *antispasmodique* contenant de l'eau de fleur d'oranger, de l'éther ou du chloroforme.

Quant au hoquet qui survient dans diverses maladies fébriles, il ne cède pas toujours à ces moyens simples ; alors, son traitement, subordonné à celui de ces maladies, est indiqué par le médecin.

63 *bis*. **HUILE DE FOIE DE MORUE.** — Nous n'apprendrons à personne ce que c'est que l'huile de foie de morue. Soit seule, soit accompagnée d'autres remèdes, tous les médecins du monde entier prescrivent cette huile dans le traitement d'une multitude d'affections chroniques. (Nous disons *chroniques*, parce que ce remède ne doit être employé dans aucune maladie *fébrile.*) Les humeurs *froides*, les

glandes, les *engorgements*, les tumeurs *blanches*, la *carie* des os, les maladies de *poitrine* qui amènent la *consomption*, les *gourmes*, les maladies de la *peau*, le *rachitisme* qui déforme les os, sont les plus communes, parmi les maladies qui sont guéries ou amoindries par l'huile de foie de morue. Toutes ces maladies sont chroniques ; c'est dire qu'elles ne cèdent rapidement à aucune médication ; qu'il faut toujours que les remèdes soient employés pendant longtemps

On voit un grand nombre de personnes chez lesquelles il est évident, d'après l'expérience des autres, que l'huile de foie de morue doit produire de bons effets, et chez lesquelles les bons résultats attendus légitimement ne se produisent pas. Comment cela se fait-il ? En voici probablement la meilleure raison : sur tous les points du globe, on fait une consommation considérable d'huile de foie de morue ; or, personne ne se demande si les pêcheurs pourraient trouver, dans la mer, assez de morues pour fournir cette énorme quantité de produit. Eh bien ! nous n'hésitons pas à affirmer que non. Il est donc certain que des milliers de malheureux malades sont trompés. On leur vend de l'huile de baleine, de phoque ; de l'huile de toutes sortes de poissons qui ne sont pas la morue. Nous n'accusons pas les personnes qui délivrent cette fausse marchandise aux malades ; ces personnes sont trompées elles-mêmes par les marchands en gros, parce qu'il est très difficile de distinguer l'huile vraie de la fausse ; mais il n'est pas moins vrai que, trop souvent, malades et médecins, ainsi abusés, abandonnent une médication qui était pourtant la bonne. Ces fraudes sont d'autant plus criminelles que leurs conséquences peuvent compromettre la santé et la vie des individus trompés. S'il est impossible d'atteindre les coupables et de les punir, n'y aurait-il donc aucun moyen de s'en garer ? Ce moyen existe ; mais il n'y en pas d'autre : il faut se défier des produits vendus au rabais, et exiger du vendeur une huile portant la marque de fabrique d'une maison honnête, comme il en existe beaucoup. Pour guider nos lecteurs, nous indiquerons, à Paris, un établissement de premier ordre, qui s'est fait une situation à part, en allant établir des usines sur les lieux mêmes où se fait la pêche de la morue, ce qui lui permet non seulement d'employer des foies véritables, mais encore d'avoir ces foies à l'état absolument frais. C'est la maison de l'*Olivier*, bien connue des Parisiens. (Ainsi nommée parce qu'elle a pour enseigne un Olivier vivant.)

Nous ajouterons que l'huile extraite des foies de morue frais n'a pas cet aspect, cette odeur et cette saveur si désagréables qui font que, souvent, on ne peut ni l'avaler ni la digérer.

HUMEURS FROIDES. — Les remèdes utiles dans cette longue et triste affection doivent être continués avec une grande persévérance, parce que le mal tient au tempérament lymphatique, lequel ne peut être modifié que très lentement. Cherchez ces remèdes dans les articles 13, 43, 46, 50, 63 *bis*, 68, 74 *bis*, 92, 99, 106.

64. **HYGIÈNE.** — Qu'est-ce que l'hygiène ? C'est la partie des sciences médicales qui recherche et enseigne les moyens de prévenir les maladies, de les empêcher de se produire. L'hygiène n'est pas encore arrivée à sa perfection ; mais on peut dire que si tous ses préceptes pouvaient être bien appliqués partout et toujours, les hommes vivraient bien plus longtemps, et ne mourraient guère que de vieillesse ou d'accidents. L'enseignement de l'hygiène exige plusieurs gros volumes, et plusieurs de ses parties ne sauraient

être mises à la portée de tout le monde. L'espace que nous pouvons consacrer ici à ce vaste sujet est si restreint, que tout ce que nous pouvons faire doit se borner à donner quelques exemples destinés seulement à faire comprendre en quoi consiste cette science.

Si vous buvez l'eau croupissante d'une mare, d'un fossé marécageux, vous courez le risque de prendre une fièvre intermittente, ou d'absorber le germe de quelque *ver* qui se développera dans votre appareil digestif, et que vous aurez peut-être beaucoup de peine à en chasser. L'hygiène vous avertit de ce danger, et vous enseigne, en même temps, que si vous avez la précaution de n'employer cette eau qu'après l'avoir fait passer au travers d'un bon *filtre*, ou bien après l'avoir fait *bouillir*, tout danger est conjuré.

Si, buvant trop de bon vin et mangeant trop de viande, vous exercez une profession trop sédentaire, vous êtes exposé à devenir goutteux. L'hygiène, en vous avertissant, vous fait entendre que pour éviter la goutte, cette maladie si douloureuse, il suffit de faire un régime sobre, et de donner au corps une activité soutenue.

Si, au contraire, vous ne buvez que de l'eau ou des boissons débilitantes ; si vous ne mangez pas assez de viande, tout en fatiguant votre corps par un travail disproportionné, votre sang s'appauvrit, vous devenez faible, pâle, anémique, sujet aux névralgies, aux palpitations. Corrigez ces mauvaises conditions et, même sans aucun médicament, vous verrez tout rentrer dans l'ordre. C'est là de l'hygiène.

En été, porter un chapeau à larges bords, c'est appliquer l'hygiène à la préservation des coups de soleil.

C'est encore faire de l'hygiène que prendre des précautions contre les courants d'air et les refroidissements, dans le but d'éviter les rhumes, les maux de gorge, les fluxions de poitrine, les douleurs rhumatismales.

Les animaux carnivores mangent la viande crue, et ils sont très forts. (Si le lion était mis au régime de la viande cuite, il cesserait bientôt d'être le roi des animaux.) Mettant cette observation à profit, l'hygiène conseille aux personnes très affaiblies de manger de la viande crue. Mais, ayant observé que c'est en mangeant de la viande crue que l'on introduit dans le corps les germes des *trichines* et du *ver solitaire*, cette même hygiène explique qu'il ne faut manger crue que la viande d'animaux reconnus parfaitement sains.

On peut considérer la science hygiénique comme étant, en grande partie, le développement poussé aussi loin que possible de ce précepte proverbial : « L'excès en tout est un défaut. »

HYSTÉRIE. — Le bromure de potassium est un remède souvent très efficace dans cette maladie nerveuse. (Voyez le n° 9.)

66. **INDIGESTION.** — Si, après un repas, on ressent une pesanteur, une forte gêne, des douleurs d'estomac, des maux de cœur, on prendra du thé léger, ou de l'eau sucrée chaude avec eau de fleur d'oranger ; ou bien encore, une infusion de camomille ou de quelque autre aromate léger, et on appliquera sur le creux de l'estomac un cataplasme bien chaud, ou des linges également bien chauds. Si tous les malaises se dissipent, c'est qu'on n'a eu qu'une mauvaise digestion. Mais, si toutes les souffrances augmentent, si un violent mal de tête s'y ajoute, il faut s'attendre à une vraie indigestion, qui ne pourra se terminer que par le vomissement des aliments que l'estomac refuse.

Dans ce cas, on souffrira beaucoup moins si, au lieu d'attendre que ce vomissement arrive seul, on a le courage de le provoquer, en buvant de l'eau tiède et en chatouillant le fond de la gorge avec les doigts, de manière à vomir deux ou trois fois, pour bien laver l'estomac. Après cela, on se tient en repos et on prend une petite quantité d'eau sucrée à la fleur d'oranger ou de thé léger.

67. **IODE.** — La découverte des propriétés de l'iode est considérée comme un des plus importants progrès réalisés en médecine depuis un demi-siècle. Ce corps se prête à des combinaisons nombreuses ; mais les deux plus importantes, celles que les médecins prescrivent le plus journellement, sont l'*iodure de fer* et l'*iodure de potassium*. Ces deux composés servent dans les maladies du système lymphatique, contre ce que les médecins appellent accidents tertiaires des maladies contagieuses constitutionnelles et contre le goître. Quand les maladies sont accompagnées d'engorgements, on emploie l'*iodure de potassium*; lorsque ces maladies se rencontrent chez des sujets plus ou moins anémiques, on préfère l'iodure de fer. Les cas dans lesquels ces remèdes sont nécessaires étant toujours de nature chronique et exigeant un traitement prolongé, il y avait un grand intérêt, pour les malades, à la découverte de préparations iodurées faciles et agréables à prendre. Sous ce rapport, M. Blancard a rendu son nom célèbre en inventant ses pilules d'iodure de fer (voyez 96). Pour l'iodure de potassium, c'est M. Laroze qui a le mieux réussi, en composant son sirop d'iodure de potassium à l'écorce d'oranges amères. (Voyez le n° 46.)

68. **IODURE DE POTASSIUM.** — Ce sel est employé par tous les médecins, comme fondant dépura-

tif, dans les maladies lymphatiques, les scrofules, la carie des os, les engorgements des os, des glandes, les tumeurs des jointures, ainsi que dans les affections syphilitiques constitutionnelles. Cette substance ne se prêtant pas à la forme pilulaire, on est obligé de l'employer en potions, en solutions, ou sous la forme de sirop. Suivant l'exemple de la pluralité des médecins, nous employons avec le plus grand avantage le sirop de Laroze à l'iodure de potassium. L'écorce d'oranges amères contenue dans ce sirop lui permet d'être supporté par les personnes les plus difficiles. (Voyez le nº 46.)

69. **IRRIGATEUR.** — Cet instrument, inventé par le Dr Eguisier, pour remplacer les seringues, les clysopompes, est de beaucoup préférable à tous ces ustensiles, pour les lavements et les injections, et nous voudrions le voir dans toutes les familles.

Lorsqu'un irrigateur est laissé trop longtemps sans servir, il arrive que le cuir du piston se dessèche et que l'instrument ne fonctionne plus bien. Le moyen d'éviter cet inconvénient consiste, tout simplement, à ne jamais le ranger sans l'avoir rempli d'eau; tant que le piston est couvert d'eau, il reste souple et fonctionne parfaitement. Nous ne savons pas pourquoi les marchands n'indiquent pas ce moyen aux acheteurs. Il faut avoir soin de choisir des canules grosses, non pointues et dont le canal intérieur soit le plus grand possible, pour les cas assez fréquents où les lavements et les injections sont composés de liquides épais, tels que l'eau de guimauve, de graines de lin, d'amidon.

Tout récemment, l'invention déjà ancienne d'Éguisier a reçu des perfectionnements qui en font un instrument absolument parfait. L'auteur intelligent de ces modifications, M. Filiat, remplace le cylindre en étain par un cylindre en cristal si parfaitement recuit que la chaleur de l'eau ne saurait le casser. La monture de ce cylindre est en métal blanc très facile à tenir propre et brillant. Elle porte des divisions qui permettent de mesurer exactement la quantité de liquide que l'on veut employer. On voit ce liquide, on suit des yeux la descente du piston, et il est très facile de reconnaître la propreté de toutes les parties intérieures de l'instrument.

L'irrigateur Filiat, c'est ainsi qu'il est appelé, coûte un peu plus cher que les autres instruments destinés aux mêmes usages ; mais il est si solide, si élégant, et son fonctionnement est si commode, qu'on ne doit pas s'arrêter à cette légère différence de prix.

70. **IVRESSE.** — Quelques heures de sommeil dissipent une ivresse modérée. On parviendra, presque toujours, à faire cesser une ivresse sérieuse, en faisant prendre, à dix minutes d'intervalle, deux ou trois verres d'eau fraîche contenant, chacun, six gouttes (pas davantage) d'alcali volatil ou ammoniaque liquide. L'eau sédative ordinaire renfermant environ *trois* gouttes d'ammoniaque par cuillerée à café, on peut l'employer à raison de deux cuillerées à café par verre d'eau. A défaut d'alcali ou d'eau sédative, il faut considérer l'ivresse comme un véritable empoisonnement par l'alcool, et s'empresser, pour débarrasser l'estomac de tout ce qui reste d'alcool à absorber, de faire vomir, à plusieurs reprises, en faisant avaler beaucoup d'eau tiède et en chatouillant au fond de la gorge, soit avec les doigts, soit avec une barbe de plume. (Voir le n° 48.)

71. JUS D'HERBES. — Pendant les mois printaniers, on emploie encore quelquefois les jus

d'herbes, comme dépuratifs. Voici la manière de les préparer :

Prenez parties égales de :

Feuilles fraîches de chicorée,
— de cresson de fontaine,
— de fumeterre,
— de laitue.

Après avoir pilé ces plantes ensemble, soit dans un mortier de marbre, soit autrement, laissez le tout dans un lieu frais, pendant cinq ou six heures ; puis, exprimez-en le jus, en pressant fortement dans un linge serré. Pour l'avoir plus clair, on peut filtrer une seconde fois, sans presser.

72. **LACTATE DE FER.** — C'est une combinaison de l'acide lactique avec le protoxyde de fer, découverte par MM. Gélis et Conté. Comme son nom l'indique, l'acide lactique est un produit naturel qui provient du *lait*. Dès l'époque de leur découverte, MM. Gélis et Conté ont eu l'idée de préparer, avec ce sel, des dragées que le corps médical a adoptées avec empressement. (Voyez le nº 42.)

73. **LAVEMENTS.** — *Pour désobstruer.* — C'est là le plus fréquent emploi de ce genre de remède. Beaucoup de personnes constipées n'ont pas d'autre moyen de débarrasser leurs intestins. On emploie aussi les lavements sans qu'il y ait de constipation, pour *laver* l'intestin, lorsque les matières irritantes causent des coliques.

L'eau pure et simple suffit, le plus souvent, pour produire l'effet cherché. Si les matières à faire sortir sont dures, sèches et ne peuvent pas *glisser* dans l'intestin, même avec le secours de l'eau, on rend celle-ci épaisse, gluante, glissante, en y faisant cuire de la racine de guimauve (30 grammes) ; ou de la graine de lin (15 grammes) ; ou quelque herbe émolliente, grasse (une poignée). On peut aussi employer l'huile à manger, soit pure, soit mélangée à l'eau, en quantité quelconque.

Lavements purgatifs. — Voici une liste de substances qu'on peut employer pour faire des lavements purgatifs, en commençant par les plus faibles: sucre ou cassonade, 150 grammes ; miel commun, 150 grammes ; miel de mercuriale, 60 grammes ; savon, gros comme une noix ; sel de cuisine, 60 grammes ; sulfate de soude ou de magnésie, 60 grammes ; séné, en infusion, 10 grammes.

Lavements calmants au pavot et à l'amidon. — Prenez : tête de pavot brisée (sans la graine), 20 grammes environ ; eau, 500 grammes ; faites bouillir pendant un quart d'heure ; retirez le pavot, laissez refroidir à moitié ; délayez une cuillerée à soupe d'amidon (fécule ou farine quelconque) dans une partie de l'eau que vous remettrez dans le reste du liquide ; remettez sur le feu, en agitant jusqu'à ce que la farine soit cuite. Ce remède est excellent contre la diarrhée récente. S'il y a seulement coliques sans diarrhée, on donne simplement la décoction des 20 grammes de pavot, sans fécule.

Voir, dans le Manuel, des explications utiles sur les diverses sortes de lavements.

74. **LIÉBIG.** — *Extrait de viande de Liébig.* — Nous pensons qu'on nous saura gré de donner quelques explications sur ce sujet.

Lorsque, épuisée par une longue marche, par un travail prolongé, une personne prend une simple tasse de bon bouillon de bœuf, elle se sent réconfortée immédiatement. Qu'y a-t-il donc de si fortifiant dans ce bouillon ? Ce n'est certainement pas la chair du bœuf, puisqu'elle est encore tout entière dans la marmite. Si l'on examine le bouillon chimiquement, on voit que la viande ne lui a presque rien donné ; mais, ce presque rien suffit pourtant pour ranimer instantanément l'économie affaissée par la privation ou la fatigue. Le savant illustre dont le nom est en tête de cet article a voulu se rendre compte de ce fait, et les travaux importants auxquels il s'est livré sont devenus le point de départ d'une grande et bienfaisante industrie. Il y a, là-bas, dans l'Amérique du Sud, d'innombrables troupeaux de bœufs qui sont exploités seulement *pour leur peau*. Une masse immense de viande excellente est *perdue*, parce qu'il n'est pas encore possible de l'apporter chez nous. Guidée par les études de Liébig, une société puissante a établi de véritables usines dans ces lieux où tant de viande était abandonnée. Là, par des procédés convenables, on retire de cette viande les principes solubles qui donnent au bouillon ses qualités réconfortantes, et on en fait un extrait facile à transporter. C'est là le produit connu maintenant sous le nom de *Liébig*. On a eu le tort de l'appeler extrait de *viande*, car la viande épuisée est restée à l'autre bout du monde ; il eût été plus exact de dire *extrait de bon bouillon*. Quoi qu'il en soit, après cette explication, chacun peut comprendre que si l'on met une quantité suffisante de cet extrait dans un potage maigre, dans une soupe aux légumes, on leur donnera exactement les propriétés nutritives qui étaient renfermées dans la viande d'où provient l'extrait. Ceux qui n'ont pas de viande de bœuf à leur disposition peuvent, maintenant, se faire du bouillon qui est absolument semblable à celui qu'ils obtiendraient avec le meilleur bœuf ; il suffit, pour cela, de mettre dans de l'eau du sel et des légumes, de faire cuire et d'ajouter, en quantité suffisante, l'extrait Liébig, que l'on trouve chez les marchands de comestibles et chez les épiciers bien assortis.

74 *bis*. **LYMPHATIQUES (Maladies).** — Chez les personnes dont le tempérament est lymphatique, les maladies ont une tendance à traîner en longueur, et le traitement qu'elles exigent a toujours besoin d'être continué, avec patience, pendant plus ou moins longtemps. Les maladies lymphatiques peuvent exister à tous les âges, mais elles sont plus fréquentes chez les personnes jeunes et surtout chez les enfants.

On peut diviser en deux catégories les maladies lymphatiques : 1° celles qui sont peu graves, et peuvent guérir en assez peu de temps ; 2° celles qui ont une gravité sérieuse, et dont le traitement est nécessairement long.

Dans la première catégorie, on peut placer : les gourmes, les éruptions plus ou moins dartreuses qui surviennent à la figure et sur le cuir chevelu, les rougeurs des narines, les inflammations du bord des paupières, les engelures, les glandes dites de croissance, les maux de gorge fréquents.

La deuxième catégorie comprend les tumeurs des jointures, la carie des os, la suppuration des glandes ; certaines affections dartreuses, des abcès froids, la punaisie et toutes les maladies constituant ce que l'on entend par les mots *écrouelles*, *scrofules*, *humeurs froides*.

Les mêmes moyens sont employés dans les deux catégories ; seulement, la longueur du traitement diffère ; elle varie selon la gravité du cas, entre quelques semaines et plusieurs années. Ces remèdes sont : les préparations ferrugineuses (n° 53) ; l'iode et ses diverses combinaisons (n° 67) ; le quinquina (n° 128) ; l'huile de foie de morue (n° 63 *bis*) ; l'emploi fréquent de purgatif à dose modérée (n° 106). Tous ces remèdes ont besoin d'être secondés par une bonne hygiène ; le grand air, surtout près de la mer ; une bonne nourriture ; éviter le froid ; rechercher le soleil et la lumière; flanelle et vêtements en laine; éviter la vie trop sédentaire (Voyez aussi les nos 43, 50, 68, 92, 96, 99, 106 et 128).

75. **MAGNÉSIE.** — La magnésie est quelquefois employée comme purgatif; mais, le plus souvent, on s'en sert pour absorber l'excès d'acide auquel on attribue certains maux d'estomac, certaines difficultés de digérer. Dans ces circonstances, au moment où la souffrance se fait sentir, on prend une ou deux cuillerées à café soit de magnésie calcinée, soit de magnésie anglaise, que l'on délaye dans un peu d'eau sucrée. Si on trouve le goût de la magnésie trop désagréable, on peut l'enfermer dans des capsules de Le Huby. (Voir le no 13.) Une excellente manière d'employer cette substance consiste à faire usage des pastilles du docteur Paterson, dans lesquelles la magnésie est unie au bismuth. (Voir le no 91.)

76. **MAL DE DOS.** — Le mal de dos causé par un travail assidu, la tête étant penchée en avant, comme pour écrire, coudre, broder, cède au simple repos. Si ce mal se reproduit par trop facilement, c'est que la personne affectée ne se porte pas très bien; en effet, le plus souvent, le mal de dos n'est qu'une *névralgie* qui dépend de la pauvreté du sang. La douleur du dos correspond, quelquefois, avec une douleur semblable au creux de l'estomac et au côté, vers le sein; dans ce cas, on la nomme névralgie *intercostale*. Ce mal inquiète beaucoup, en faisant craindre une affection grave du cœur, du sein ou de la poitrine; mais il cède toujours à un traitement laxatif et fortifiant. Si la personne qui souffre du dos a les poumons malades; si elle tousse; si elle a craché le sang, c'est encore une névralgie causée par le mal intérieur. (Voir le no 41.)

77. **MAL DE TÊTE.** — C'est la plus commune des indispositions. Elle est amenée par les causes les plus diverses. Dans les maladies aiguës, c'est un effet de la fièvre, et on le *modère* à l aide de compresses d'eau pure, salée, vinaigrée ou additionnée d'eau-de-vie, maintenues sur le front et renouvelées à mesure qu'elles s'échauffent. Si le mal de tête est l'effet d'un travail assidu, il cède au repos et au sommeil. S'il provient de ce que l'on a respiré trop longtemps un air concentré ou trop chaud, il faut sortir et marcher au grand air. Le plus souvent, les maux de tête sont des *rhumatismes* ou des *névralgies*. (Voyez ces mots dans le Manuel.) Le mal de tête sympathique d'un mauvais état de l'estomac ne disparaît complètement que lorsque l'estomac est guéri ou débarrassé par le vomissement. Les personnes constipées ont souvent des maux de tête qui cessent dès qu'on traite la constipation (voyez n° 26). Les maux de tête que la chaleur augmente sont plus difficiles à guérir que ceux qui dépendent du froid. Chez une personne qui a eu, autrefois, des accidents *syphilitiques*, un mal de tête plus fort la nuit que le jour; ou bien, qui augmente par la chaleur, cède à l'*iodure de potassium* (voyez n° 46). Les bains de pieds dégagent souvent la tête, surtout quand les pieds sont froids (voyez n° 6).

Divers maux de tête de nature névralgique, comme certaines migraines, disparaissent parfois très vite, sous l'action des mouches calmantes du docteur Ricard, placées sur toute la surface des tempes (voyez n° 41).

Beaucoup de maux de tête sont diminués ou calmés entièrement par l'emploi de compresses imbibées d'eau pure, d'eau salée ou vinaigrée; ou bien encore, d'un mélange d'eau et d'eau-de-vie. Il est toujours bon d'essayer ces moyens, sur l'efficacité desquels on est bientôt fixé. En effet, lorsque ces compresses ne procurent pas un soulagement rapide, c'est qu'elles ne conviennent pas; il faut alors y renoncer. Dans le cas contraire, lorsque les compresses diminuent le mal de tête, il faut les continuer avec persévérance, en les renouvelant à mesure qu'elles s'échauffent. Lorsque la compresse cesse de s'échauffer rapidement, il faut y renoncer, de peur de refroidir trop et d'amener un rhume de cerveau. On recommence, si la tête redevient chaude. Ces conseils s'appliquent aussi aux personnes qui ont de la fièvre.

Les personnes anémiques ont souvent des maux de tête qui ne disparaissent que par l'usage du fer (nº 53), du quinquina (nº 128) et d'un régime fortifiant complété par quelques-uns des laxatifs indiqués au nº 26.

Une infusion de camomille, de tilleul, d'anis, de thé, fait passer un mal de tête dépendant d'une mauvaise disposition de l'estomac. Le café réussit fréquemment, surtout chez ceux qui n'ont pas l'habitude d'en prendre.

78. **MALTINE.** — La fécule, qui existe si abondamment dans un grand nombre de substances alimentaires, constitue, certainement, un des principaux éléments de la nourriture de l'homme. Comment s'opère la *digestion* de cet aliment si important? C'est la réponse à cette question qui permet de remédier à cette maladie si pénible consistant à ne pouvoir pas digérer les aliments farineux. La chimie nous a appris que la *salive*, qui se produit en abondance pendant la mastication du pain, par exemple, que cette salive renferme une substance particulière dont la fonction consiste à dissoudre la fécule, à la rendre liquide et susceptible d'être

absorbée et de pénétrer dans le sang. On a donné le nom de *diastase salivaire* à ce principe actif de la salive. Or, il arrive parfois, sans que la cause en soit toujours bien connue, que cette diastase ne se produit pas, ou ne se produit pas en quantité suffisante. Dès lors, la partie féculente des aliments n'étant plus digérée, les voies digestives s'en trouvent surchargées, en même temps que l'économie est privée de son effet nutritif.

Mais la chimie n'avait pas dit son dernier mot. Elle a encore découvert que, lorsqu'on fait germer de l'*orge*, pour en faire de la bière, il se produit aussi de la diastase, qui est destinée à dissoudre la fécule ou amidon du grain. On a pensé, avec raison, que la diastase retirée de l'orge germée pourrait remplacer celle qui manque chez les personnes dont l'estomac ne digère pas les farineux, et c'est ce qui a donné naissance à la *maltine*, sujet de cet article. Dans les brasseries, l'orge germée s'appelle *malt*, et il était rationnel d'appeler maltine l'extrait de malt destiné à favoriser la digestion du pain et des autres farineux.

C'est M. Gerbay, pharmacien à Roanne, qui a créé ce nom de maltine, pour désigner les pastilles qu'il prépare avec l'extrait de malt.

Si les explications qui précèdent sont comprises par ceux qui savent combien sont nombreuses et variées les souffrances causées par la mauvaise digestion de la partie féculente des aliments, ils ne seront pas surpris de voir que tant de personnes éprouvent du soulagement ou trouvent la guérison par le simple emploi de deux ou trois pastilles de maltine, après chaque repas. Ajoutons que la maltine Gerbay est absolument inoffensive, et qu'elle ne saurait nuire à ceux qui n'en auraient pas un véritable besoin. On peut donc engager toutes les personnes qui souffrent de l'estomac à essayer de ce remède ; ceux qui n'en retireraient aucun avantage sauront, ainsi, que leur mal ne provient pas de la difficulté de digérer les farineux, et ils chercheront un remède dans une autre voie. (Voyez les nos 3, 26, 40, 93 et 106.)

79. **MAUX DE CŒUR. Envies de vomir.** — Ces malaises n'ont rien de commun avec les affections du cœur. Les nausées dépendent de l'*estomac*, organe de la *digestion ;* les affections du cœur intéressent l'organe de la *circulation*. Souvent, on dissipe le mal de cœur avec une tasse de thé ; avec quelques gouttes d'une liqueur très forte, telle que *cognac*, *rhum*, chartreuse.

Lorsque les envies de vomir sont fréquentes, continuelles, pénibles, et ne cèdent pas aux moyens ci-dessus ; si, en même temps, la langue est *nette*, on les dissipe *sûrement* en prenant, entre deux repas, une cuillerée à café de *poivre ordinaire* ou de cannelle en poudre. Une seule prise suffit, quelquefois, mais on peut recommencer plusieurs jours de suite. Pour avaler cette quantité de poudre sans en répandre dans la bouche, il faut un peu d'adresse. On peut se servir de pain azyme, de confiture, de deux tranches de pain bien trempées, de capsules de Le Huby. (Voir no 13.)

Mais, si les maux de cœur ont lieu en même temps que la bouche est mauvaise et la langue chargée, ces remèdes stimulants ne sont pas bons, et il faut prendre un vomitif, ipéca ou émétique. (Voir no 130.)

MAUX D'ESTOMAC. — Voyez les nos 3, 43, 45, 91, 93, 128.

80. **MAUX DE REINS.** — Si le mal de reins dépend de la fatigue, le repos suffit pour le dissiper. S'il résulte d'un *effort*, d'une fausse position, on l'appelle *lumbago*, douleur de reins violente, subite et sans fièvre, qui se dissipe en quelques jours, à l'aide du re-

pos et de cataplasmes au pavot (voyez n° 14). Le mal de reins causé par un *coup d'air*, par des *fraîcheurs*, doit être traité comme les rhumatismes ou comme les névralgies. La constipation cause parfois un mal de reins sourd, peu violent, mais qui tourmente beaucoup les malades; dans ce cas, il faut traiter la constipation (voyez n° 26). Chez les femmes, le mal de reins dépend souvent d'une affection de la matrice, laquelle peut être un simple dérangement, ou bien une maladie du col utérin

MERCURE. — Les personnes qui, pour un motif quelconque, sont obligées de faire usage de préparations mercurielles peuvent être, à cause de cela, atteintes d'une salivation très-pénible et douloureuse, et aussi de maladies des gencives capables d'amener le déchaussement des dents. Le chlorate de potasse jouit de la remarquable propriété d'empêcher la production de ces accidents, ou de les combattre, lorsqu'on leur a laissé le temps de se produire. Si la personne qui prend, où qui a pris du mercure a le soin de sucer lentement une pastille de chlorate toutes les deux ou trois heures, aucun accident ne se produira. (Voyez le n° 22.)

81. **MIASMES.** — Les miasmes sont des particules invisibles à l'œil nu, sorties du corps de certains malades, répandues dans l'air, comme de très fines poussières, et pouvant pénétrer dans le corps d'individus sains, chez lesquels elles font naître les mêmes maladies. Si les miasmes engendrés par les malades pouvaient être *neutralisés* à mesure qu'ils se répandent dans l'air, les personnes saines ne contracteraient pas ces dangereuses maladies. Or, l'acide *phénique* possède la propriété d'opérer cette neutralisation, et comme il est tout aussi volatile que les miasmes le

sont eux-mêmes, il suffit d'en répandre dans les recoins des pièces à purifier pour que ses vapeurs préservatrices se mélangent à l'air, lui communiquent leur odeur et détruisent les principes contagieux. Le Manuel du docteur Dehaut entre à ce sujet dans des détails très pratiques ; mais, comme le phénol Bobœuf renferme l'acide phénique sous une forme très commode ; comme, d'autre part, il est facile de s'en procurer partout, nous conseillons d'avoir recours à ce produit, toutes les fois qu'il s'agira de quelque maladie contagieuse telles que : la coqueluche, la rougeole, la scarlatine, la variole, la grippe, le typhus, etc., etc. (Voyez le n° 95.)

Dans l'espace de quelques instants, on peut opérer la désinfection d'un appartement ou d'un local quelconque, en réduisant le phénol en vapeur ou en poussière, au moyen d'un *pulvérisateur*. (Voyez ce mot, n° 105.) M. Bobœuf a aussi inventé des appareils spéciaux pour opérer aisément cette application de son phénol.

82. **MIGRAINE.** — Cette affection si pénible et si fréquente n'est pas toujours produite par la même cause. C'est pour cela que des remèdes qui réussissent dans certains cas ne produisent aucun effet dans d'autres ; c'est pour cela aussi qu'il est bon que les personnes affectées connaissent un certain nombre de remèdes, afin qu'elles puissent les essayer successivement, jusqu'à ce qu'elles aient trouvé celui qui leur convient et auquel elles s'en tiendront.

Bien souvent, on fait manquer un accès de migraine en prenant, *dès le début*, soit une forte infusion de thé ou de café, soit quelques petites tasses de tilleul, de feuille d'oranger, de menthe, de camomille. Le sommeil, quand on peut l'obtenir tout de suite, est un moyen excellent.

Chez un grand nombre de personnes très nerveuses, il suffit, lorsque l'accès commence à s'annoncer, de prendre, dans un verre d'eau, deux ou trois cuillerées de sirop de *bromure* de potassium. (Voir les n°s 26 et 46.)

84. **MORSURES.** — Pour les morsures venimeuses, voir *Rage* et *Vipère*. En dehors de ces cas, toute morsure doit être considérée comme une simple *piqûre*, comme une *coupure* ou comme une *contusion* plus ou moins fortes, et doit être traitée comme ces accidents, par des compresses imbibées d'eau contenant du sel, de l'eau-de-vie, du vin ou du phénol. (Voir le n° 95.)

Si, après quelques jours, il survient de l'*inflammation*, on remplace les compresses par des cataplasmes émollients. (Voir les n°s 14, 32, 97.)

MOUTARDE. — Voyez *Bains de pieds*, n° 5, et *Sinapismes*, n° 117.

NÉVRALGIES. — Voyez *Douleur*, n° 41.

86. **NOUVEAU-NÉ, Allaitement, Nourrices, Sevrage.** — Ces sujets importants sont traités avec soin dans le Manuel. Ils ne sauraient être abrégés, et les nombreuses personnes qu'ils intéressent feront bien de les étudier dans ce livre. Nous reproduisons seulement ce qui concerne le *Biberon*.

Biberon. — La mortalité est bien plus considérable sur les enfants élevés au biberon que sur ceux qui ont une nourrice ; or, une des principales causes de cette mortalité doit certainement être attribuée à ce que le lait administré à l'enfant est plus ou moins *gâté*, soit parce qu'il est trait depuis trop longtemps ; soit parce qu'il a été conservé dans un lieu trop chaud ; mais surtout, parce que le biberon *n'a pas été nettoyé assez souvent*. Le lait qui séjourne dans ce récipient s'y gâte très vite, et, pour peu qu'il reste de ce lait putréfié dans l'instrument, quand on y introduit du lait nouveau, celui-ci entre tout de suite en fermentation. Il ne faut donc jamais remplir un biberon sans l'avoir nettoyé d'une manière parfaite, toutes les parties en contact avec le lait devant être passées à l'eau *bouillante*, soir et matin, et, de plus, on ne doit pas se servir de lait ayant déjà subi un commencement d'altération. Il ne faut se servir que de biberon dont le nettoyage soit très facile, comme celui que l'on connaît sous le nom de biberon *Robert*. Ce biberon, qu'on se procure aisément partout, est fabriqué avec un soin extrême. Il est muni d'une soupape très simple qui permet aux enfants de sucer le lait sans aucune fatigue.

OPPRESSION NERVEUSE. — Voir les n°s 89 et 119.

ORANGES AMÈRES (Écorce d'). —Voyez le n° 46.

OS. — Dans la faiblesse du système osseux, le pyrophosphate de fer et l'huile de foie de morue doivent être employés avec persévérance (voyez *Rachitisme*).

OREZZA (Eau ferrugineuse et gazeuse d'). — Voir le n° 43.

PALES COULEURS. — Voyez *Chlorose*, n°s 21, 43.

87. PALPITATIONS DE CŒUR. — Lorsqu'elles sont nerveuses, elles dépendent d'une pauvreté du sang que l'on fait cesser en prenant du fer (53), du quinquina (128). A mesure que le sang se refait, les palpitations diminuent. En cas de surexcitation du système nerveux par des chagrins, par des travaux de tête assidus, des veilles fatigantes, on obtiendra un calme rapide en prenant quelques cuillerées de sirop de bromure de potassium (voir le nº 46).

Si les mouvements désordonnés du cœur sont occasionnés par une affection organique, il faut bien savoir qu'une guérison radicale est presque impossible, le trouble du cœur se reproduisant après une amélioration plus ou moins prolongée, obtenue par le repos et l'emploi de la *digitale* (voyez le nº 119).

88. **PANARIS.** — Tous les onguents sont bons pour le panaris, *une fois qu'il est ouvert ;* mais il est imprudent de compter sur ces remèdes pour opérer l'ouverture du panaris, parce que, alors, le pus peut se frayer un chemin vers les parties profondes et occasionner les accidents les plus graves. Il faut toujours faire ouvrir les panaris le plus tôt possible, et n'employer les onguents qu'*après*. Avant l'ouverture, la partie malade doit être constamment enfermée dans un cataplasme émollient (voir les nºs 14 et 99).

89. — **PAPIER ET CIGARETTES antiasthmatiques.** — L'oppression, la difficulté de respirer qui s'observe dans plusieurs maladies chroniques de la poitrine, n'est souvent qu'un effet nerveux. On a reconnu que la *fumée* de certaines substances a la propriété de faire cesser le spasme des nerfs pulmonaires, lorsque cette fumée pénètre dans les bronches, par la respiration, et c'est ainsi qu'on a été conduit à inventer diverses sortes de cigarettes antiasthmatiques, au moyen desquelles de nombreux malades réussissent, fréquemment, à faire cesser très vite leurs accès d'oppression. Mettant à profit tous les perfectionnements apportés depuis trente ans à cette manière de traiter l'asthme et les maladies dans lesquelles l'oppression nerveuse domine, M. Barral a réussi à préparer un papier et des cigarettes dont l'efficacité est journelle-

ment constatée par de nombreux médecins. Toutes les fois que le système nerveux est pour quelque chose dans la difficulté de respirer, on a de grandes chances d'obtenir un soulagement rapide, par l'emploi de ce moyen. On trouve le papier et les cigarettes de Barral dans les bonnes pharmacies.

PASTILLES de chlorate de potasse. Voyez le n° 22.

91. **PASTILLES ET POUDRES du docteur Paterson.** — Ces pastilles et ces poudres renferment du bismuth et de la magnésie dans des proportions qui en font un excellent remède. Tous les médecins approuvent cette association de deux substances dont l'usage est si fréquent et si souvent utile contre le manque d'appétit, les tiraillements et les douleurs d'estomac, les digestions pénibles, les aigreurs, les nausées, les vomissements de bile, les diarrhées répétées (voir *Bismuth*, n° 7, et *Magnésie*, n° 75).

92. **PAUPIÈRES.** — Chez les enfants, les bords des paupières sont souvent le siège d'une inflammation chronique entretenue par un vice scrofuleux ou dartreux. Le mal pénètre jusqu'à la racine des cils, lesquels se déforment ou tombent, parfois, tout à fait. Tenant à une mauvaise constitution lymphatique, ce mal guérit, mais seulement par le traitement des affections lymphatiques. (Voyez le n° 74 *bis.*) Pour seconder le traitement intérieur, on pansera, soir et matin, les paupières avec la *pommade de la veuve Farnier* (la grosseur d'un grain de blé) appliquée en frottant légèrement sur le bord des paupières fermées. Chaque fois qu'il y aura des croûtes, on se gardera bien de les arracher, mais on les ramollira avec un petit cataplasme de farine de lin très mou. Par ces moyens, on préservera les enfants de l'enlaidissement provenant de la perte des cils, tout en consolidant leur santé.

La pommade de la veuve Farnier est souvent imitée d'une façon défectueuse, et on fera bien de n'accepter que les pots sur lesquels se trouve la signature *Theulier*, héritier et successeur de cette dame.

PAUVRETÉ DU SANG. — Voyez les n°s 43, 53 et 128.

PAVOT. — Voyez le n° 100.

PELLICULES DU CUIR CHEVELU. — Voyez les n°s 20 et 24.

93. **PEPSINE.** — Lorsqu'on introduit de la viande ou quelque substance analogue dans un estomac sain, un changement ne tarde pas à se produire dans cette substance; elle se ramollit, se désagrège et finit par former un liquide. On connaissait ce fait depuis longtemps, mais on en ignorait la cause, aujourd'hui bien connue. Il y a, dans l'épaisseur de la paroi interne de l'estomac, une multitude de très petites glandes qui ont pour fonction de fabriquer une substance qu'on nomme *Pepsine*. C'est cette pepsine qui a la propriété de rendre liquides les substances alimentaires dont la composition chimique est analogue à celle de la viande.

Il arrive, assez souvent, que ces petites glandes de l'estomac ne fonctionnent pas bien et que la pepsine n'est pas fabriquée en quantité suffisante ; alors, la viande et les substances analogues sont mal digérées, ou ne le sont pas du tout, et les malades souffrent d'une *dyspepsie* à laquelle, autrefois, on ne remédiait que bien difficilement. Le docteur Corvisart, ayant fait à ce sujet des expériences nombreuses et très ingénieuses, a reconnu que la pepsine retirée de l'estomac des animaux de boucherie pouvait remplacer celle qui, parfois, fait défaut dans l'estomac de l'homme. C'est sous l'inspiration et avec le concours de ce savant médecin que M. Boudault a créé les procédés à l'aide desquels la pepsine des animaux est obtenue à l'état de pureté. Les médecins qui savent combien est délicate la préparation de cette substance ont toujours l'attention de prescrire la *Pepsine de Boudault*, la seule, d'ailleurs, que l'on trouve dans les bonnes pharmacies.

Les personnes qui souffrent de l'estomac, celles qui ont de la difficulté pour digérer la viande et les aliments analogues prennent la pepsine au moment du repas, en poudre, à la dose de 50 centigrammes à un gramme ; ou bien, sous la forme d'élixir portant le nom de Boudault. (Voir le n° 40.)

PHARMACIE PORTATIVE. — Voyez page 128.

95. **PHÉNOL.** — A l'époque de la guerre de Crimée, MM. Corne et Demaux, deux noms que la reconnaissance publique ne doit pas laisser tomber dans l'oubli, firent connaître la découverte qu'ils venaient de faire des propriétés désinfectantes du goudron provenant de la distillation de la houille, dans la fabrication du gaz d'éclairage. Le moyen imaginé par ces deux savants, pour appliquer le coaltar (autre nom de cette substance) au pansement des plaies, était très défectueux, et il est probable que leur découverte n'aurait pas été appréciée, si d'autres chercheurs ne s'étaient mis à l'œuvre, pour la perfectionner. M. Le Beuf, de Bayonne, fut le premier qui trouva le moyen de faire du coaltar un liquide maniable (voir n° 24). Plus tard, lorsqu'on eut reconnu que c'est l'acide phénique renfermé dans le goudron de la houille qui jouit de la merveilleuse propriété de détruire les parasites microscopiques qui sont la cause de la contagion, dans certaines maladies d'une extrême gravité, on s'aperçut que l'emploi de cet acide n'est pas sans difficulté, parce qu'il est *caustique*. C'est alors que

M. Bobœuf eut la pensée de le neutraliser, à l'aide de la soude. L'expérience ayant montré que cette modification ne diminue en rien les propriétés bienfaisantes de l'acide phénique, tout en faisant disparaître les inconvénients de sa causticité, l'Académie des sciences récompensa cet heureux perfectionnement, en décernant le prix Montyon à son auteur. C'est la préparation ainsi récompensée qui est employée partout, sous le nom de *phénol Bobœuf*.

Nous sommes donc en possession de deux préparations excellentes permettant d'utiliser les remarquables propriétés du goudron de la houille. Le phénol Bobœuf est d'un emploi facile, comme désinfectant, pour détruire les miasmes ; comme préservatif hygiénique, contre les épidémies; pour l'assainissement des habitations, des chambres de malades, et de tous les lieux insalubres où il est nécessaire de détruire des ferments de mauvaise nature. Le coaltar saponiné de Le Beuf est plus approprié au pansement des plaies, comme nous l'indiquons au n° 24. Les flacons de phénol Bobœuf portent une étiquette détaillée indiquant son mode d'emploi, ce qui nous dispense d'entrer à ce sujet dans aucun détail. (Voir le n° 81.)

96. **PILULES DE BLANCARD, à l'iodure de fer.** — La grande et universelle réputation des pilules de Blancard a tenté la cupidité de certains industriels qui fabriquent mal, avec des matières impures, des pilules qu'ils font passer pour les véritables. Dans le but de prémunir le public contre ces tromperies si préjudiciables aux malades, nous reproduisons ici une déclaration publiée par M. Blancard à ce sujet :

AVIS IMPORTANT CONCERNANT LES VÉRITABLES PILULES DE BLANCARD.

« Pour empêcher toute confusion entre les pilules

« qui sortent de notre maison, les SEULES qui puissent « être désignées sous le nom de PILULES DE BLANCARD, « et celles d'une autre provenance, qui, légalement, « ne peuvent être livrées au public sous la même dé- « nomination, nous croyons devoir prévenir ici nos « confrères et les malades que nos pilules ne se ven- « dent jamais en vrac, mais seulement en flacons et « demi-flacons de 100 et 50 pilules, qui tous portent « notre SIGNATURE, apposée au bas d'une ÉTIQUETTE « VERTE, et notre CACHET D'ARGENT RÉACTIF fixé à la « partie inférieure du bouchon. — Depuis longtemps, « ces marques de fabrique sont déposées au greffe du « Tribunal de commerce de Paris.

« Nos pilules d'iodure de fer se trouvent dans tou- « tes les pharmacies. » (Voir le n° 67.)

97. **PIQURES.** — La gravité des piqûres dépend : 1° de l'instrument qui les produit ; 2° de leur profondeur et de la nature des organes atteints ; 3° de la disposition de santé de l'individu blessé. Dans tous les cas, on tâche de faire saigner la piqûre, soit en pressant autour, soit en la suçant fortement. Puis, on la recouvre de linges constamment mouillés avec de l'eau salée ou alcoolisée, et on évite de fatiguer ou de comprimer la partie blessée, pendant quelques jours. Si, malgré cela, la partie s'enflamme, devient rouge, chaude et gonflée, on doit s'attendre à un abcès et consulter un médecin (Voyez les nos 24 et 95).

98. **PIQURES D'INSECTES.** — *Abeilles, guêpes, frelons.* — Ne pas retirer l'aiguillon avec les doigts, mais tâcher de le faire sortir à l'aide d'une épingle, d'une aiguille, d'une épine ou d'un éclat de bois pointu, pour ne pas chasser dans les chairs le restant du venin. Ensuite, mouiller la partie avec de la salive, avec le suc d'un fruit acide, avec de l'eau vinaigrée ou salée.

Cousins, moustiques, taons. — Piqûres non dangereuses. Employer l'eau vinaigrée ou salée, le jus de citron ou d'un fruit acide. *Ne pas gratter.*

Mouche à viande. — Se méfier de sa piqûre. S'il se produit de l'enflure avec douleur et engourdissement, mettre des compresses de vin ou de vinaigre presque pur et faire venir un médecin *au plus vite.*

Dans toute espèce de piqûre, quand on pourra employer le *coaltar*, le *phénol* ou une préparation quelconque à l'acide *phénique*, cela vaudra mieux que tout autre moyen (voir les nos 24 et 95).

99. **PLAIES, ULCÈRES.** — Voici la formule d'un onguent excellent pour les plaies suppurantes et les ulcères, et qui ne coûte presque rien.

Prenez :	Goudron de Norvège.........	4	grammes.
	Colophane..................	20	—
	Suif de bœuf ou de mouton.	20	—

Mettez les trois substances dans un vase en terre : chauffez à une chaleur très douce, jusqu'à ce que le tout soit fondu ; remuez avec une cuiller pour effectuer le mélange ; puis versez le liquide dans un pot ou vase quelconque, pour l'usage. Cette préparation se conserve toujours.

Pour s'en servir, étendre une couche mince de cet onguent sur du vieux linge ou sur de la charpie, poser sur la plaie et, pour empêcher le remède de pénétrer dans les habits, mettre par-dessus une plaque de taffetas gommé ou simplement une feuille large de lierre, de salade, de betterave, de tilleul ou de toute autre plante. Renouveler ce pansement une ou deux fois par vingt-quatre heures, selon l'abondance de la suppuration.

Avec ce pansement et un bon traitement dépuratif, on doit guérir toutes les plaies et tous les vieux ulcères.

Le coaltar ou le phénol sont encore plus faciles à employer que notre onguent, nous ne mettons pas d'amour-propre à le reconnaître, et nous pouvons ajouter que tous ces bons remèdes n'étant pas chers, ceux qui les connaissent auraient tort de les abandonner, même pour le nôtre (voyez les n°s 24 et 95).

100. **PLANTES UTILES.** — Les personnes qui habitent la campagne feront bien, pendant l'été, d'occuper leurs loisirs à récolter quelques plantes dont l'utilité est fréquente; si elles n'en ont pas besoin pour elles-mêmes, ce soin leur procurera l'occasion de rendre service à leurs amis. Toutes ces plantes doivent être séchées à l'ombre. Lorsqu'elles sont bien sèches, on les conserve dans un lieu sec, après les avoir enfermées, bien pressées, dans des sacs en papier ou dans de vieux journaux.

Fleurs de violettes, de mauve, de guimauve. — En hiver, on sera heureux de les trouver, au moment des rhumes, des irritations de la gorge et de la poitrine.

Fleurs de tilleul, de camomille. — Si souvent utiles dans les indispositions nerveuses.

Feuilles de mauve, de guimauve. — L'eau rendue grasse par la décoction d'une quantité suffisante de ces feuilles est très utile : 1° en lavements, dans les inflammations des intestins ; 2° en compresses, sur les parties de la peau qui sont le siège d'inflammation.

Fleurs de sureau. — En infusion, bonnes pour les inflammations légères des yeux, du nez, de la peau; mélangées dans les cataplasmes de fécule ou de mie de pain, utiles contre les érysipèles.

Sauge, romarin, lavande, hyssope, lierre terrestre.

— Une forte infusion de ces plantes, seules ou mélangées plusieurs ensemble, forme une excellente tisane pour les personnes atteintes de catarrhe des bronches, surtout en hiver.

Pavot. — Dans les familles nombreuses de la campagne, on devrait consacrer un petit coin du jardin à la culture du *pavot blanc*, pour l'usage médicinal. C'est du pavot qu'on extrait l'opium, et on sait que l'opium est le remède le plus employé pour calmer la douleur. Mais, l'opium est cher, et on ne peut pas toujours s'en procurer. Avec des têtes de pavot récoltées avec soin, on peut remplacer le laudanum et les autres préparations d'opium *destinées à l'usage externe.* (Il ne faut pas employer le pavot à l'intérieur, à cause de la difficulté d'en établir les doses.) Il faut que les têtes de pavot destinées à l'usage médical soient récoltées au moment où elles ont atteint leur entier développement, mais *avant la maturité.* On les cueille dans l'après-midi, au moment où les feuilles de la plante sont penchées par l'ardeur du soleil. On leur laisse une queue très longue, et on les attache en bottelettes, que l'on suspend à l'ombre, pour les sécher. (Voyez le nº 14.)

Coquelicot. — Ne laissez pas passer le printemps sans récolter une bonne quantité de fleurs de ce pavot des champs : vous l'emploierez avec succès dans les rhumes, lorsqu'une toux fatigante empêche le sommeil. (Voyez le nº 124.)

101. **POINT DE COTÉ.** — Si un point de côté est accompagné de fièvre, d'oppression et d'abattement des forces, il y a lieu de soupçonner une pleurésie ou une fluxion de poitrine, et il est urgent d'appeler un médecin. Dans le cas contraire, c'est-à-dire, s'il n'y a ni fièvre ni abattement, toute douleur siégeant

autour de la poitrine peut être considérée comme rhumatismale ou névralgique. (Voir le Manuel et le n° 41.)

102. **POULS.** — Le pouls fournit au médecin des indications très précieuses sur la nature et sur la marche des maladies. Nous voudrions que toutes les mères de famille s'exerçassent à tâter le pouls des personnes qui leur sont chères, principalement des jeunes enfants. En faisant souvent cette petite manœuvre, elles s'habitueraient à connaître les différences qui existent entre les différentes personnes, et aussi à distinguer les variations qui se produisent, même dans l'état de santé, selon les circonstances. Ce qui est surtout intéressant, c'est de connaître le nombre et la force des pulsations *dans l'état de repos*, le matin, *avant le lever*. Sans doute, la jeune mère ainsi exercée ne saura pas ce que signifient le pouls et ses variations; mais, qu'il survienne une maladie; alors, devenue garde-malade, elle pourra fournir au médecin des indications très utiles et peut-être l'empêcher de se tromper, en lui faisant connaître l'état du pouls du sujet en bonne santé. Pendant la maladie, certaines personnes sont tellement impressionnées par la vue du médecin que leur pouls diffère absolument de ce qu'il était quelques instants auparavant. Si la garde-malade s'est inspirée de notre conseil, elle empêchera le médecin de tomber dans une erreur quelquefois inévitable.

103. **POUX.** — Les poux de la tête se montrent surtout chez les enfants pauvres, négligés, et chez les gens malpropres ou ayant des éruptions anciennes sur le cuir chevelu. Ils se développent quelquefois en abondance chez les convalescents. Il ne faut pas accepter cette idée vulgaire que les poux sont

un préservatif pour certaines maladies : on doit toujours les détruire.

On parvient aisément à tuer les poux de la tête en semant dans les cheveux quelques pincées de la poudre insecticide employée partout, maintenant, pour la destruction des puces et des punaises : ou bien, ce qui est encore plus certain, de la poudre fine de *staphisaigre*, que l'on trouve dans les pharmacies. Il suffit d'une ou deux applications de cette poudre pour tuer tous les poux actuellement vivants; mais, comme ces remèdes n'agissent pas sur les *lentes*, qui sont les œufs des poux, il faut continuer à mettre de la poudre une fois par jour, jusqu'après l'éclosion de la dernière lente. De cette manière, les insectes sont tués à mesure qu'ils éclosent, sans avoir eu le temps de se reproduire, en pondant de nouvelles lentes.

Les *poux de corps* produisent, sur la peau, des taches ou même des boutons, et, par la démangeaison qu'ils causent, forcent l'individu à se gratter et à s'écorcher. Pour détruire cette vermine, on se met dans un bain chaud pendant une demi-heure ; puis, lorsque la peau est ramollie, on frotte toutes les parties du corps avec du savon noir. On réussirait encore mieux avec un bain sulfureux. En sortant du bain, on aura le soin de mettre d'autres habits, afin de pouvoir passer à l'eau bouillante, ou dans un four encore chaud, les vêtements qui pourraient faire recommencer la génération des poux. On peut aussi employer la poudre de *staphisaigre*.

104. **PROPRETÉ.** — Au point de vue moral, la propreté est presque une vertu ; sous le rapport de la santé, c'est une pratique d'hygiène d'une véritable importance. En effet, puisque la peau possède la faculté de se laisser traverser par des substances médi-

camenteuses que l'on fait pénétrer dans le corps par cette voie, n'est-il pas possible aussi que des substances nuisibles suivent le même chemin pour s'introduire dans le sang, le gâter et préparer des maladies? C'est ce qui arrive souvent, chez les personnes peu soigneuses de leur corps. Tenir constamment toutes les parties du corps dans un état parfait de propreté, par des bains, par des lotions et par des changements fréquents de linge de corps, c'est souvent se mettre à l'abri de maladies sérieuses.

C'est surtout chez les malades alités que la propreté est indispensable. Il n'y a pas de malade qui ne ressente un grand bien-être, chaque fois que, avec des soins convenables, on a lavé toutes les parties de son corps et renouvelé son linge. (Voyez 58, 64.)

105. **PULVÉRISATEUR.** — Si on force de l'air à s'échapper par un orifice extrêmement petit, près duquel se trouve une gouttelette d'eau, cette eau sera dispersée et réduite en parcelles innombrables et infiniment petites. Si la gouttelette d'eau est remplacée à mesure de sa dispersion, on produira un *nuage*, un *brouillard* assez étendu. L'eau n'est pas mise en vapeur, mais elle est comme pulvérisée, et le nom de *pulvérisation* a été adopté pour désigner ce résultat. On peut remplacer l'eau par toute sorte de liquides contenant des substances médicamenteuses, par des eaux *minérales*, sulfureuses ou autres. Si on se place dans ce nuage de liquide pulvérisé pour respirer, on introduit dans un état de division extrême jusque dans la profondeur des poumons la substance médicamenteuse que le liquide renfermait. On appelle *inhalation* cette action de respirer un brouillard médicamenteux produit par la pulvérisation d'un liquide. Un grand nombre de médecins attachant une sérieuse

importance à cette manière de faire absorber certains médicaments utiles dans les maladies des poumons, plusieurs inventeurs ont cherché à construire des appareils permettant d'effectuer la pulvérisation, et il existe aujourd'hui des pulvérisateurs de plusieurs systèmes, les uns simples, les autres compliqués ; les uns très fragiles, les autres très solides. Un de ces appareils est remarquable parce que, à la fois simple et très solide, il est en même temps *irrigateur*, *pulvérisateur* et *insufflateur* : c'est celui de M. Marinier. Le pulvérisateur Marinier se distingue par un autre avantage tout spécial : il peut s'adapter à toute espèce de flacon, et, par le changement d'une pièce mobile, il se transforme en un véritable clysoir des plus commodes, remplaçant tous les instruments de ce genre destinés aux injections et aux lavements, en sorte que, lorsqu'on n'a plus besoin de pulvérisateur, on reste en possession d'un bon irrigateur. On peut se procurer cet instrument par l'intermédiaire des pharmaciens.

106. **PURGATIFS.** — C'est dans la classe des purgatifs que l'on rencontre les remèdes dont l'emploi est le plus fréquent et le plus souvent utile. Le Manuel entre, à cet égard, dans des développements considérables et fait connaître les avantages et les inconvénients des principaux purgatifs. Il indique la manière de les employer et fait comprendre les causes de la puissante supériorité de la médication purgative, quand elle est employée judicieusement. Obligé de nous restreindre beaucoup, nous nous bornerons ici à indiquer quelques-uns des remèdes les plus employés, renvoyant au Manuel les personnes qui voudraient connaître à fond cet intéressant sujet.

Sels purgatifs. — Ceux que l'on emploie le plus

habituellement sont : le sulfate de soude, le sulfate de magnésie, le tartrate de magnésie, le citrate de magnésie. Ces purgatifs ont à peu près le même degré d'activité, et on peut les employer indifféremment et aux mêmes doses. Ces doses varient entre 20 et 60 grammes, selon l'âge et la force des individus. Pour le plus grand nombre, 30 grammes suffisent.

Lorsqu'on veut prendre un de ces médicaments, on fait fondre la dose dans un grand verre d'eau, que l'on prend le matin, à jeun, en une seule fois, si on a *le cœur bon*, ou en plusieurs fois, à quelques minutes d'intervalle, si on craint de le rendre. La veille, on a dû se préparer, en mangeant peu ou point, et en buvant plusieurs tasses de bouillon aux herbes. Ce bouillon sert encore de boisson pendant la durée de l'effet. Lorsque l'effet est terminé, on peut prendre un repas léger.

Beaucoup de personnes auxquelles les purgatifs salins réussiraient parfaitement se trouvent obligées d'y renoncer, à cause du goût désagréable de ces remèdes. Pour éviter ce désagrément, ou du moins pour le diminuer considérablement, M. Le Perdriel donne aux sels purgatifs la forme de granules légers, dont la dissolution très prompte dans l'eau s'accompagne d'un dégagement de gaz acide carbonique. Nous engageons les personnes difficiles qui désirent prendre un purgatif salin à demander le *sel effervescent de Le Perdriel*. La différence de prix n'est pas grande, et le résultat est bien meilleur.

Eaux minérales purgatives. — Toutes ces eaux doivent leur propriété purgative aux sels dont il vient d'être question. Les eaux de Pullna, de Birmenstorff, d'Hunyadi-Janos et bien d'autres nous arrivent d'Allemagne ou de l'Autriche. Nous demandons aux médecins qui les prescrivent s'il ne serait pas plus patriotique de conseiller les eaux purgatives françaises de

Montmirail ou de Rubinat ; celle-ci surtout est tellement riche qu'un verre à bordeaux produit autant d'effet qu'un grand verre d'une autre source.

Huile de ricin. — Les doses sont les mêmes que pour les sels purgatifs, c'est-à-dire 30 grammes pour le plus grand nombre, 20 grammes pour les personnes faciles à purger et 50 grammes pour les personnes difficiles. Pour les enfants de 5 à 10 ans, c'est assez de 8 à 10 grammes.

Voici un procédé qui permet de faire avaler ce remède sans trop de répugnance : on prépare un verre d'eau *très sucrée ;* on en met une partie dans un second verre dont on a soin de bien mouiller les parois et l'on y verse l'huile. Alors, on boit une bonne gorgée d'eau sucrée et, pendant que la bouche et la gorge sont encore mouillées, on vide d'un seul trait le verre contenant le médicament ; on boit ensuite le reste de l'eau sucrée, et l'on attend l'effet, qu'on facilite avec du bouillon aux herbes.

Pilules du docteur Dehaut. — Contrairement à ce qui a lieu pour les autres purgatifs, celui-ci *n'opère bien que lorsqu'il est pris avec de très bons aliments et des boissons fortifiantes.* Il purge parfaitement, sans manquer son effet, comme cela arrive à l'eau de Sedlitz et à d'autres purgatifs. La dose en est facile à régler, selon l'âge ou la force des individus. Les vieillards et les enfants le supportent sans difficultés. Chacun choisit, pour se purger avec ce remède, le repas et l'heure qui lui conviennent le mieux, suivant ses occupations. Ainsi, l'un préfère le repas du matin, l'autre celui du milieu de la journée, ou bien celui du soir. Ceux qui se couchent très tard peuvent le prendre en faisant un souper ; ils n'en dorment pas moins très bien, sont purgés le matin de bonne heure, et peuvent consacrer la journée à leurs occupations habituelles. La fatigue de la purgation étant tout à fait compensée par l'effet de la bonne alimentation prescrite, on se décide facilement à recommencer aussi souvent que cela est nécessaire pour remettre la santé en bon état. La répugnance qu'on éprouve naturellement pour les purgatifs ne peut guère exister pour celui-ci, car le souvenir en est bientôt effacé par la nourriture qu'on prend à la suite.

Il faut lire l'*Instruction* très détaillée qui accompagne les boîtes de ces pilules, pour comprendre les causes de leur succès considérable.

Les pilules du docteur Dehaut ne s'emploient pas dans les maladies qui sont accompagnées de *fièvre*, à cause de la bonne nourriture, qui est contraire dans ces cas-là. Alors, il est préférable d'employer les purgatifs *salins* ou l'huile de *ricin*, qui se prennent à *jeun*.

107. **PYROPHOSPHATE DE FER.** — Les physiologistes ne sont pas encore bien fixés sur la question de savoir dans quel état chimique la fer doit se trouver dans le sang, pour favoriser la production des globules rouges. Quelques-uns de ces savants pensant que ce devait être une combinaison *phosphorique*, un professeur de l'École de pharmacie de Paris, M. Robiquet, fit des recherches et découvrit une combinaison de fer et de phosphore qui est soluble et qui, pour comble de réussite, n'a pas la saveur atramentaire des sels de fer solubles. Cette découverte parut assez intéressante pour mériter l'approbation de l'Académie de médecine; or, on le sait, cette académie n'est pas prodigue de son approbation. La composition de ce phosphate de fer satisfait l'esprit d'un grand nombre de médecins, qui y trouvent non seulement le fer dont les globules du sang ont besoin, mais aussi le phosphore, qui fait partie intégrante de la substance nerveuse et du système osseux. Nous engageons les

médecins qui tiennent à remplir cette triple indication à ne pas oublier de mentionner le nom de *Robiquet* sur leur prescription. Dans toutes les pharmacies, on trouve le pyrophosphate de fer de Robiquet sous les diverses formes de dragées, de sirop, de solution et même de vin de quinquina ferrugineux. (Voyez l'article 53.)

QUINQUINA. — Voyez le n° 128.

RACHITISME. — C'est l'affaiblissement du système osseux qui amène les courbures de la colonne vertébrale et cette flexion des os des jambes qui forme les *bancals*. Chez les sujets jeunes, on obtient la guérison et le redressement des os par l'usage abondant et prolongé de l'huile de foie de morue, aidé par le pyrophosphate de fer et par l'hypophosphite de chaux. (Voyez les n°s 63 *bis* et 107.)

109. **RAGE.** — Vous n'avez rien à redouter de la morsure d'un chien enragé, si, *sans perdre une minute*, vous enfoncez dans la petite plaie une pointe de fer rougie au feu. Un autre moyen de cautériser, plus facile à trouver et à appliquer, consiste à enfoncer dans la plaie le bout soufré d'une allumette commençant à brûler. Ne craignez pas d'éteindre plusieurs allumettes dans chaque morsure ; puis employez l'eau froide pour calmer la douleur de la brûlure. (Voy. le n° 11,)

Un long article très bien rédigé, d'après les leçons du professeur Bouley, de l'École vétérinaire d'Alfort, fait connaître les signes d'après lesquels on peut s'apercevoir qu'un chien est enragé, *avant le moment où il devient dangereux*, ce qui permet de se mettre en garde contre tout accident. Il faut que tout le monde lise, dans le Manuel, cette leçon qui ne saurait être abrégée.

110. **REFROIDISSEMENT.** — L'homme soumis à un froid très intense et prolongé s'engourdit : il éprouve le besoin de se reposer. Mais, s'il cède à ce besoin, il s'endort bientôt, et celui qui s'endort dans ces conditions ne se réveille plus !

Quand on est pris par un refroidissement semblable, il faut se couvrir le plus possible et se livrer à un exercice violent ; marcher vite, courir, faire une gymnastique quelconque, jusqu'à production de réchauffement ; alors, quand la circulation sera bien rétablie depuis quelque temps, on pourra ne plus rien craindre.

Si, sans qu'il fasse positivement froid, on est pris par un frisson qui se prolonge, il faut se coucher, se couvrir fortement ; boire un liquide *très chaud*, à plusieurs reprises. Ce liquide peut être de l'eau sucrée simple, ou contenant un peu d'une liqueur alcoolique quelconque ; ou bien, une infusion de quelque plante aromatique, de camomille, de sureau, de tilleul, de menthe, etc. (voir le n° 122).

Si, un ou plusieurs jours après avoir eu froid, on a de la fièvre, de la toux, de l'oppression, une douleur de côté, il faut faire venir un médecin.

REINS (maux de), — Voyez le n° 80.

111. **RÉVULSIFS.** — Toutes les fois que, à l'aide de moyens énergiques, comme les vésicatoires, la moutarde, l'essence de térébenthine, le thapsia, l'huile de croton, on provoque à la peau une souffrance volontaire, pour apaiser une souffrance interne, on fait de la révulsion, et les moyens employés sont des révulsifs. Parmi les remèdes révulsifs dont l'emploi est le plus fréquent, parce qu'il est très commode, on peut citer l'emplâtre de thapsia et le papier Wlinsi. Le papier Wlinsi agit avec une énergie moyenne,

d'une façon régulière, et, à cause de cela, il convient dans les cas d'intensité moyenne ou chez les sujets jeunes et délicats. Le thapsia est plus fort, et on le préfère dans les cas sérieux ou chez les personnes qui ne redoutent pas une démangeaison très intense. Ces deux révulsifs sont employés principalement dans les affections des voies respiratoires, contre les rhumes et les bronchites commençantes ; dans ce cas, on les applique soit sur le devant de la poitrine, soit entre les épaules. On peut aussi les appliquer, avec beaucoup de chances de succès, sur des parties du corps affectées de douleurs névralgiques ou rhumatismales. L'application de ces deux remèdes est facile, et ils adhèrent à la peau sans aucun bandage.

Quand on emploie le thapsia, il faut demander celui du docteur Reboulleau, qui est l'inventeur de ce remède. (Voy. *Bains de pieds*, n° 6 ; *Bronchite*, n° 10 ; *Rhume*, n° 113 ; *Toux*, n° 124 et le mot *Thapsia*.)

RHUMATISME. — Voyez *Douleur*, n° 41.

112. **RHUME DE CERVEAU, Coryza.** — Le rhume de cerveau est presque toujours produit par un refroidissement de la tête ou des pieds. C'est une indisposition assez pénible, à cause du mal de tête qu'elle amène.

Le rhume de cerveau dure peu en général, et se guérit de soi-même. Mais, souvent, il n'est que le commencement d'un rhume de poitrine, qui apparaît quand le rhume de cerveau cesse ; on dit, alors, que le rhume de cerveau descend. Si, dès le début d'un rhume de cerveau, on humecte tout l'intérieur des narines avec de l'*huile à manger*, par une aspiration forte, répétée fréquemment, on parvient souvent à faire *avorter* le mal, dans l'espace d'un jour ou deux. On peut soulager beaucoup le mal de tête du rhume et l'écoulement du nez en mettant, le soir, une couche de suif sur le nez, avant de se coucher, et en se mettant les pieds à l'eau (voyez 5). On boira une ou plusieurs tasses d'infusion bien chaude de bourrache ou de quelque plante pectorale (voyez 100) et on se couchera en s'enveloppant chaudement, pour transpirer. Le lendemain matin, il y aura un grand soulagement et le rhume aura presque complètement disparu, s'il s'agit d'un coryza simple.

Lorsque le rhume de cerveau se produit souvent, c'est la preuve d'une mauvaise disposition du sang, à laquelle on remédie par une médication appropriée.

Un jeune enfant qu'un rhume de cerveau empêche de respirer est dans l'impossibilité de téter et se trouve, ainsi, menacé de mourir de faim. Il faut, alors, le nourrir *à la cuiller*, le tenir chaudement; lui graisser le nez et le front avec du suif, et lui déboucher les narines, s'il y a des croûtes.

113. **RHUME ORDINAIRE.** — Au moment où on est pris d'un fort rhume, on peut quelquefois l'arrêter tout court, en provoquant une forte transpiration (voir n° 120). Si ce moyen ne suffit pas, on se soignera, pendant quelques jours, par des moyens *doux*, tels que : infusion de violettes, de mauve, de coquelicot, de figues ; eau sucrée chaude blanchie avec du lait; pâtes de jujubes, de réglisse; gomme arabique en morceaux, etc. Le soir, on peut prendre un lait de poule, un looch, un bain de pieds sinapisé (voir n° 6). Il faut éviter de sortir, s'il fait froid; parler peu et rester au lit le plus possible, pour entretenir une légère moiteur.

Une bonne *révulsion* opérée sur la peau, au moyen de papier Wlinsi ou de l'emplâtre de thapsia, convient parfaitement, lorsque le rhume tend à se prolonger (voyez les nos 10 et 111).

Si on veut plus de détails sur les maladies de la poitrine, voir le Manuel.

RUBINAT (*Eau minérale purgative de*). — Cette eau française devrait être préférée à toutes ces eaux allemandes, tant à la mode aujourd'hui (lisez l'article 106).

114. **SAIGNEMENT DE NEZ.** — Ne pas s'occuper d'un saignement de nez qui n'affaiblit pas, qui s'arrête tout seul et qui fait passer un mal de tête. Dans le cas contraire, appliquer sur le front une compresse mouillée d'eau froide; ou bien, mettre pendant quelques instants cette compresse entre les épaules; renifler de l'eau froide ou de l'eau vinaigrée.

Voici un des meilleurs moyens d'arrêter un saignement de nez opiniâtre : incliner fortement la tête en avant; avec un doigt, fermer la narine affectée; rester dans cette position pendant assez longtemps. Voici ce qui arrive : le sang s'amasse dans la narine, l'emplit et finit par y former un *caillot* qui joue le rôle d'un bouchon. Il faut conserver ce caillot le plus longtemps possible; car, en se mouchant trop tôt, on ferait renaître l'hémorrhagie.

Certains saignements de nez ne peuvent être arrêtés que par un médecin.

SANG APPAUVRI. — Voyez les articles 26, 43, 53, 63 *bis*, 116, 128.

115. **SANGSUES.** — Bien souvent, quand le médecin a ordonné des sangsues, il a oublié d'expliquer comment il faut s'y prendre pour les appliquer, et, au moment d'agir, on se trouve fort embarrassé. Un article du Manuel entre à ce sujet dans les détails les plus précis. Cet article, trop long pour être reproduit ici, n'est pas susceptible d'être abrégé.

SCROFULES. — Voyez *Humeurs froides*.

115. **SEMEN CONTRA.** — Ce vermifuge est le plus efficace contre ces grands vers intestinaux qui ressemblent aux *vers de terre*. Mais il est difficile à administrer, à cause du volume qu'il faut en prendre et parce qu'il possède une odeur et une amertume des plus désagréables. Heureusement, on est parvenu à séparer de cette plante le principe actif vermifuge, lequel n'a ni odeur ni saveur désagréables. Ce principe actif du *semen contra* s'appelle *santonine*. C'est un grand service que la chimie a rendu aux enfants et aux personnes délicates ; car, avec la santonine, on fait des pastilles et des biscuits vermifuges dont l'emploi est facile. Néanmoins, beaucoup de médecins continuent à conseiller le *semen contra* en poudre, pensant, peut-être avec raison, que les principes amer et aromatique de cette substance ne sont pas inutiles, lorsque la présence prolongée des vers a fait perdre aux intestins une grande partie de leur tonicité. Aujourd'hui, cette prescription n'est plus difficile à suivre, puisqu'on peut enfermer la poudre amère dans quelques capsules de Le Huby, très faciles à avaler (voir le n° 13).

116. **SEMOULINE DES TRAPPISTES.** — On connaît la sévérité proverbiale de la règle de vie imposée aux RR. PP. Trappistes. Non seulement ils travaillent beaucoup, mais ils ne doivent se nourrir que d'aliments végétaux, et, cependant, ils jouissent d'une santé qui leur permet souvent d'atteindre à l'âge le plus avancé.

Mais les recrues qui viennent renouveler et augmenter la population du monastère sont habituellement des hommes du monde dont l'existence a été soumise à de rudes épreuves, et dont quelquefois le physique a souffert autant que le moral. Autrefois, parmi ceux qui arrivaient ainsi, avec une santé plus ou moins délabrée, quelques-uns ne pouvaient supporter la rigueur du régime végétal, et ils se voyaient contraints de renoncer à leur vocation nouvelle. Aujourd'hui les choses ont bien changé.

Mettant à profit le bagage scientifique qu'ils n'avaient pas laissé à la porte, en entrant à l'abbaye de Port-du-Salut, quelques RR. PP. pensèrent que les ressources alimentaires de la maison n'étaient pas insuffisantes, mais qu'il fallait seulement les organiser, les combiner d'une autre façon. Des essais furent faits avec patience, avec méthode, et, peu à peu, en mélangeant des farines de diverses céréales, préparées de manière à ne prendre que la partie la plus riche du grain et y ajoutant les sels retirés du *petit lait* par des procédés particuliers, ces RR. PP. parvinrent à confectionner un mélange qui joignait à une saveur agréable des propriétés nutritives remarquables.

Depuis lors, ceux qui visitent le monastère de Port-du-Salut ne sont plus attristés en voyant de ces figures maladives qui révèlent une alimentation insuffisamment réparatrice.

La connaissance de ce fait se répandit au dehors. Quelques personnes prièrent les RR. PP. de leur céder de leur bienfaisante semouline ; le résultat fut favorable ; on se le dit dans le voisinage ; on en redemanda, et c'est ainsi que les RR. PP. Trappistes furent amenés à organiser une véritable fabrique de leur produit alimentaire.

Nous savons avec quel soin minutieux cette farine est fabriquée par les Trappistes *eux-mêmes*. Nous en connaissons tous les principes constitutifs, et c'est pour cela que nous engageons nos lecteurs à l'adopter comme un des éléments de leur alimentation. La semouline des Trappistes est un aliment léger, agréable, convenant surtout aux personnes dont l'appareil digestif a besoin de ménagements ; aux convalescents de maladies aiguës, à ceux qui ont la poitrine délicate ; aux femmes et aux enfants faibles. Cet aliment n'est pas présenté comme un médicament proprement dit, mais il est certain que son usage régulier est très favorable au rétablissement d'une foule de personnes dont la mauvaise santé tient surtout à la faiblesse. Ajoutons, enfin, que non seulement la semouline des Trappistes n'est incompatible avec aucun traitement médical, mais que son emploi peut être considéré comme un auxiliaire de toutes les médications employées dans les maladies chroniques.

117. **SINAPISME.** — Pour faire un sinapisme, préparez d'abord un cataplasme émollient avec la substance appropriée que vous avez sous la main (voir n° 14) ; puis, saupoudrez ce cataplasme avec de la farine de moutarde, appliquez-le sur la partie où vous voulez attirer le sang, et retirez-le lorsque la peau est devenue très rouge. Si la morsure ne se fait pas sentir assez vite ou assez fort, c'est que vous n'avez pas mis assez de moutarde. Il faut, alors, lever le cataplasme et y ajouter une nouvelle quantité de moutarde.

Voir, dans le Manuel, les articles relatifs aux diverses sortes de cataplasmes stimulants et aux cas dans lesquels ces remèdes conviennent.

SIROPS de *bromure* de potassium et d'*iodure* de potassium. — Voir n° 46.

118. **SIROP DE DENTITION.** — Le docteur Delabarre, chirurgien dentiste des hôpitaux de Paris, a composé un sirop destiné à calmer la douleur et la

démangeaison particulière qui sont fréquemment produites par la sortie des premières dents, et qui font tant souffrir les jeunes enfants. Ce sirop n'est pas destiné à l'usage interne ; son mode d'emploi consiste à en humecter le bout d'un doigt avec lequel on frictionne la gencive malade. Cette friction, très agréable aux enfants, fait vite cesser la démangeaison et ramène le calme. On ne saurait trop engager les jeunes mères à se pourvoir d'un flacon de ce précieux remède et à consulter la petite brochure qui l'accompagne. Elles trouveront, dans cet opuscule, les meilleurs conseils sur les soins à donner aux très jeunes enfants.

119. **SIROP DE DIGITALE.** — La digitale fournit le seul remède efficace dans les maladies chroniques du cœur. Elle est employée sous des formes diverses ; mais cette plante est douée d'une énergie très grande, et les manipulations qu'on lui fait subir pouvant altérer ses propriétés, on n'est jamais certain que la préparation sortie d'un laboratoire sera parfaitement semblable à une autre.

D'un autre côté, les maladies du cœur ont une longue durée, et elles sont susceptibles de se reproduire après une amélioration plus ou moins prolongée. Il y a donc une grande importance à ce que les malades aient à leur disposition une préparation toujours identique, absolument semblable à elle-même, qui leur permette de reprendre le traitement qui leur a réussi précédemment, sans être astreints à des tâtonnements renouvelés à chaque rechute. C'est pour cela que nous engageons les malades, aussi bien que les médecins, à adopter le *Sirop de digitale de Labélonye*, qui remplit parfaitement cette condition d'uniformité de composition. En effet, depuis plus de trente ans, ce sirop a toujours été fabriqué exactement de la même manière, avec la plante récoltée dans les mêmes conditions de saison, de terrain et de maturité.

La propriété essentielle du *Sirop de Labélonye* consiste à ralentir et à régulariser les mouvements du cœur, lorsqu'ils sont violents et déréglés ; à calmer l'irritation du système nerveux, à augmenter la fonction urinaire, à diminuer la toux et l'oppression causées par le trouble de la circulation.

120. **SUEUR.** — *Moyen de la provoquer, en cas de refroidissement.* — Ce moyen inoffensif consiste à se mettre dans un lit, bien couvert, et à boire abondamment une infusion très chaude, mais légère, de *bourrache*, de *tilleul*, de *camomille* ou de toute autre plante *aromatique ;* ou, tout simplement, de l'eau sucrée chaude dans laquelle on met quelques cuillerées de *lait* par petite tasse. Il faut boire souvent, bien chaud ; rester immobile dans le lit, et ne changer le linge que lorsque la transpiration a duré assez longtemps. Les personnes qui voudront se faire suer par ce moyen feront bien de prendre la précaution d'ôter leur chemise, lorsque la sueur sera sur le point de se produire ; elles s'épargneront ainsi la sensation désagréable de froid qu'on éprouve en se débarrassant d'une chemise mouillée, en toile ou en coton, qui se colle à la peau. L'arrangement le plus commode, pour bien transpirer, c'est de bien s'envelopper tout nu dans une couverture ou dans un vêtement quelconque en *laine*. Cette manière de faire transpirer est toujours sans danger. Il n'en est pas de même lorsqu'on se sert de vin chaud, de liqueur alcoolique, de bains de vapeur ; car, s'il est vrai que ces moyens réussissent ordinairement, ils sont cependant quelquefois nuisibles, en augmentant des inflammations déjà commencées.

Il faut bien savoir, en effet, que la sueur provoquée par des boissons échauffantes ou par la chaleur, en cas de refroidissement, est presque toujours nuisible *quand la fièvre a déjà eu le temps de s'allumer.*

Dans certains cas, par exemple, chez les sujets rhumatisés, chez les dartreux, il peut être utile de provoquer la transpiration par des bains de vapeur (voyez dans le Manuel diverses manières de faire des bains de vapeur économiques). Dans d'autres circonstances, au contraire, il convient d'empêcher ou du moins de modérer des sueurs qui affaibliraient les malades, ou qui augmenteraient certaines souffrances, comme on l'observe dans les maladies du *foie*, dans la *gravelle*, et dans les échauffements d'urine. On reconnaît comme utiles les sueurs qui procurent du soulagement, et comme nuisibles celles qui augmentent la faiblesse ou la douleur.

SUPPURATION. — Voyez *Onguent de goudron*, n° 99 ; *Coaltar*, n° 24 ; *Phénol*, n° 95.

121. **SYNCOPE, Défaillance, Perte de connaissance.** — Quand une personne tombe sans connaissance, si la face est rouge et si la respiration continue, c'est *un coup de sang* (voyez n° 30) ; si le visage est pâle et la respiration arrêtée, c'est une syncope ou défaillance. Dans ce cas, on étend la personne par terre, *sans relever la tête*, et l'on desserre les vêtements. Si la syncope persiste, on trempe le coin d'un mouchoir dans de l'eau froide et l'on en frappe légèrement le visage; on mouille la figure et les tempes avec de l'eau de Cologne; avec de l'eau-de-vie ou une liqueur forte quelconque. Lorsque la connaissance est revenue, il est prudent de laisser la personne dans la plus grande immobilité pendant un peu de temps.

TÊTE (mal de). — Voyez le n° 77.

THAPSIA. — Plante de la famille des ombellifères, qui croît en Algérie. C'est avec la substance résineuse trouvée dans cette plante par le docteur Reboulleau, que l'on prépare l'*emplâtre de thapsia*, si fréquemment et si utilement employé, depuis quelques années. (Voyez *Révulsifs*, n° 111.)

122. **TISANES.** — L'article *tisanes*, du Manuel, est très complet et fait connaître la préparation de toutes les espèces de tisanes. Obligés d'abréger beaucoup, nous en reproduisons seulement les parties les plus usuelles.

Tisane pour un rhume récent, de moins de quatre ou cinq semaines : eau chaude sucrée avec un quart de lait ; infusion forte de coquelicot, de fleurs de mauve ; eau chaude avec sirop de gomme ; décoction de figues. Ces tisanes doivent être prises *très chaudes*, par petite quantité, souvent, et de manière à entretenir une légère moiteur. On peut remplacer l'une par l'autre, pour empêcher le dégoût. (Voyez les nos 18 et 113.)

Tisane pour un rhume déjà ancien, pour un catarrhe : Infusion de bourgeons de sapins (20 grammes par litre d'eau), d'hyssope, de sauge ou de menthe poivrée (10 à 15 grammes de ces plantes par litre). Ces tisanes facilitent l'action du traitement dépuratif.

Tisanes pour l'appétit. — Faire infuser, *à froid*, dans de l'eau, quelques morceaux de racine de *gentiane*, un peu écrasés pour que l'eau pénètre mieux, en boire, en se levant, en se couchant et entre les repas. Ne pas faire cette infusion trop amère.

Tisanes pour les urines. — Infusion de graines de lin, une cuillerée dans un litre d'eau ; de queues de cerises, 15 grammes environ ; pariétaire sèche, 15 grammes. Les tisanes pour les urines doivent toujours être prises froides.

TONIQUES, substances qui ont la propriété de rendre la force aux tissus affaiblis. — Il en existe un grand nombre, mais le *quinquina* et les préparations de *fer* sont les plus employés. (Voir les nos 43, 53 et 128.)

123. **TONNERRE.** — La foudre est attirée par les objets élevés, surtout lorsque ces objets présentent des saillies, des pointes plus ou moins nombreuses. C'est pour cela que les clochers et les arbres sont frappés si souvent. Cependant, on a remarqué que lorsque les arbres sont nombreux, à peu près de même hauteur et qu'ils se touchent, le danger est beaucoup moindre.

En cas d'orage, dans la campagne, laissez-vous mouiller plutôt que de chercher un abri sous un arbre. Dans l'intérieur d'une maison, il n'y a aucun danger d'être atteint par la foudre, si l'on se tient au milieu d'une grande pièce, placé sur un tapis de laine; sur un meuble rembourré de laine ou couvert de *soie;* ou bien sur un lit éloigné du mur.

Ne sonnez pas les cloches pendant l'orage; dans un espace de quatre-vingt-trois ans, *cent trois* sonneurs ont été victimes du tonnerre!

123 *bis*. **TORTICOLIS.** — Cet accident se produit dans des circonstances différentes. Si on dort longtemps ayant la tête fortement inclinée dans une position non habituelle, certains des muscles chargés de produire les mouvements de la tête peuvent éprouver un *tiraillement* qui y détermine une sensibilité très grande. Il en résulte que, pour ne pas éveiller cette sensibilité douloureuse, on est obligé de tenir la tête penchée, ce qui permet au muscle endolori de demeurer en repos. Le traitement consiste à recouvrir la partie du cou où siège la douleur, d'un cataplasme émollient bien humecté de *laudanum*. Peu de

jours suffisent pour obtenir la guérison. D'autres fois, l'endolorissement des muscles moteurs de la tête est produit par un refroidissement; c'est le torticolis rhumatismal. On le traite comme les autres douleurs rhumatismales (n° 41). Une épaisse cravate de ouate suffit bien souvent. Enfin, certains cas de torticolis *chronique* sont bien plus difficiles à guérir.

124. TOUX. — La toux n'est pas, par elle-même, une maladie. C'est un symptôme qui appartient à diverses affections de la poitrine et de la gorge. Il ne faut voir dans la toux qu'un mouvement instinctif, une secousse dont le but et le résultat consistent à faire sortir quelques matières nuisibles, soit que ces matières aient été apportées avec l'air par la respiration, soit qu'elles soient produites à la surface des bronches, ou de la gorge par des maladies. Sans les secousses de la toux, les crachats si abondants de la bronchite, du rhume, du catarrhe, etc., s'accumuleraient dans les tuyaux des poumons, et les malades seraient bientôt étouffés. Mais la toux n'est pas toujours en proportion avec la quantité de matière qu'elle fait expectorer, et c'est alors que des remèdes sont utiles, soit pour diminuer l'irritation qui provoque les secousses, soit pour faciliter le détachement des matières que la toux doit amener au dehors.

S'il s'agit d'une irritation de l'arrière-gorge, se propageant jusqu'à l'entrée du larynx et donnant lieu à une toux fatigante qui n'a aucun rapport avec la poitrine, on se trouvera bien de l'emploi des pastilles au chlorate de potasse. Ce remède active les sécrétions de la partie malade, l'humecte ainsi, et fait cesser la toux (voyez n° 22).

Chez certaines personnes très impressionnables, il peut se produire une toux purement nerveuse, sans expectoration, sur laquelle les remèdes pectoraux sont inutiles. Il faut alors essayer le sirop de bromure de potassium (voyez nº 46).

Au début d'un rhume franc, ordinaire, lorsqu'il n'y a pas encore de crachats, le meilleur moyen d'adoucir et de modérer la toux consiste à se tenir chaudement, et à boire fréquemment, par petite tasse, une infusion *très chaude* de quelque plante pectorale (voyez les nºs 100 et 122).

Toutes les fois que la toux est assez fréquente pour troubler le sommeil et le rendre insuffisant, il faut tâcher de la modérer, au moins pour la nuit. Un des meilleurs moyens consiste à prendre, vers huit ou dix heures du soir, une ou deux pilules de *cynoglosse* de vingt centigrammes.

L'infusion de cinq ou six grammes de fleur de *coquelicot*, prise dans la soirée, est encore un très bon moyen de procurer une bonne nuit.

Le lait de poule, les loochs sont encore des moyens agréables et efficaces de calmer un rhume récent.

Lorsque la toux existe en même temps qu'une grande oppression, une forte fièvre et de la faiblesse, il faut appeler un médecin (voir les nºs 10 et 54).

Il ne suffit pas toujours de calmer la toux pour guérir les maladies qui la provoquent.

TRANCHÉES. — Voyez au nº 25.

TUMEURS. — Certaines tumeurs ne peuvent céder qu'à un traitement *chirurgical*. Celles qui sont formées par l'engorgement des glandes, par le gonflement des jointures peuvent guérir par l'emploi des préparations *iodurées* (voir les nºs 46, 50, 96); par l'usage prolongé de l'huile de foie de morue, par un régime fortifiant et par des purgations assez fréquentes (voyez les nºs 53 *bis* et 106).

VACCINE. — Il peut arriver, par extraordinaire, qu'une personne ayant été vaccinée depuis dix ou quinze ans soit prise de la petite vérole; mais, dans ce cas exceptionnel, il n'y a *jamais* de danger pour la vie, et si la vaccine n'a pas préservé de la variole, elle a peut-être préservé de la mort. En temps d'épidémie de variole, que tous ceux qui ne l'ont pas été se fassent vacciner; que tous ceux qui l'ont été depuis plus de dix ou quinze ans se fassent revacciner.

VARICES. — L'invention des bas élastiques en caoutchouc a été un grand bienfait pour les personnes affectées de varices; c'est, en effet, le seul moyen d'empêcher la production ou la récidive des ulcères variqueux. Mais, c'est à la condition que ces bas soient faits avec du caoutchouc de première qualité, qui ne perde pas son élasticité après quelques jours d'usage. On ne courra pas de risque d'acheter des bas de qualité inférieure, si on s'adresse soit à la maison Dalpiaz, soit à la maison Le Perdriel, qui ont créé cette fabrication et qui ont intérêt à conserver leur bonne réputation. Les bas de Le Perdriel se font remarquer par leur extrême souplesse, par leur perméabilité à la transpiration, leur compression ferme et régulière, et surtout par leur longue durée.

126. **VERS.** — Il y a plusieurs espèces de vers. Les trois plus communes sont: le ver solitaire; les ascarides lombricoïdes, ressemblant aux vers de terre; les ascarides vermiculaires, semblables à de petits bouts de fil blanc.

Ver solitaire. — Les principaux remèdes sont: le kousso, l'écorce de racine de grenadier, l'extrait éthéré de fougère mâle, la semence de potiron.

Ascarides lombricoïdes, grands vers ronds. — Le vrai spécifique contre cette espèce de vers, qui est le plus commun, est le *semen contra;* mais cette substance possède une odeur et une saveur désagréables qui la rendent bien difficile à prendre, surtout pour les enfants. Heureusement, on est parvenu à en extraire le principe actif connu sous le nom de *santonine*, avec lequel on prépare des pastilles et des biscuits très faciles à prendre. Ne pas oublier de demander au pharmacien des biscuits ou des pastilles à la *santonine*, et non au *calomel* (voyez le nº 115).

Ascarides vermiculaires. — On se débarrasse aisément de ces petits vers au moyen d'un simple lavement d'eau *froide*, que l'on rend après l'avoir gardé environ *deux minutes*. Engourdis par le froid, les vers se laissent entraîner par l'eau. On réitère l'emploi de ce remède économique, lorsque de nouveaux vers apparaissent.

127. **VÉSICATOIRES.** — Il y a deux sortes de vésicatoires : le vésicatoire *volant* et le vésicatoire *à demeure*. Ce qui les distingue, c'est que le pansement du vésicatoire volant a pour but de le faire guérir *tout de suite*, sans lui laisser le temps de suppurer ; tandis que, pour l'autre, on cherche à entretenir la suppuration. Lorsqu'on pose un vésicatoire, qu'il soit volant ou à demeure, on met l'emplâtre sur la place indiquée, après avoir bien lavé la peau avec de l'eau-de-vie ou du vinaigre. Environ dix heures après, on soulève l'emplâtre, *avec précaution*, pour voir si l'ampoule est faite ; dans ce cas, on retire l'emplâtre et l'on perce les cloches avec une épingle, *en se gardant bien d'enlever la peau.* Pendant les premières vingt-quatre heures, le meilleur pansement consiste à recouvrir le vésicatoire d'un

cataplasme émollient, renouvelé toutes les six heures, après quoi on recouvre le mal avec une compresse de vieux linge bien graissée avec du beurre, ou mieux avec du cérat. Pour le vésicatoire volant, il suffit de renouveler ce pansement soir et matin, jusqu'à la fin de la guérison, qui a lieu au bout de peu de jours. Si, au contraire, on veut un vésicatoire à demeure, on attend au lendemain pour couper la peau avec des ciseaux, et on fait le pansement avec une feuille de *poirée*, ou une grande feuille de *lierre* graissée avec de la *pommade à vésicatoire* (ou pommade épispastique). Au bout de deux ou trois jours, la suppuration commence, et on l'entretient, plus ou moins active, en mettant plus ou moins de pommade sur la feuille. Si la plaie s'enflamme et suppure difficilement, on met un cataplasme émollient pendant un jour ou deux (voir le n° 14).

Ces moyens employés autrefois pour établir, pour panser et entretenir les vésicatoires, présentaient de nombreux inconvénients, parmi lesquels on peut citer l'incertitude et l'irrégularité de leur action et les incommodités de toutes sortes qui s'attachaient à tous les détails de leur emploi.

Aujourd'hui, cet état de choses est bien changé, grâce surtout aux travaux d'Albespeyres. En inventant sa *toile vésicante*, cet habile pharmacien fournit aux médecins le moyen d'établir, *à coup sûr*, *en peu de temps et sans embarras*, un vésicatoire tel qu'ils peuvent le désirer. Mais, ce n'était pas assez, et l'intelligent chercheur voulut aussi faire disparaître les ennuis si désagréables dépendant des modes de pansement usités jusqu'alors. Ses recherches dans cette direction aboutirent à la création du *Papier épispastique.*

Ainsi, il y a deux inventions distinctes :

La *toile vésicante d'Albespeyres*, pour établir des vésicatoires.

Le *papier épispastique d'Albespeyres*, pour en effectuer le pansement journalier.

Ces inventions répondaient si bien au besoin général qu'elles furent adoptées par les médecins de tous les pays.

Combien de malades atteints d'affection du poumon, des viscères de l'abdomen, de maladies du cerveau, de névralgies, de fièvres graves, n'ont dû leur salut qu'à l'application d'un ou de plusieurs vésicatoires ! Combien de personnes, surtout parmi les femmes et les enfants, seraient tourmentées par des affections chroniques des poumons, de la gorge, des yeux, des oreilles, si un vésicatoire permanent n'attirait au bras les humeurs qui causent ces maladies ! Mais, dans cette notice, notre but n'est pas de faire connaître les cas nombreux dans lesquels les vésicatoires rendent des services signalés. Ce que nous voulons surtout, c'est prémunir les médecins et le public contre le danger des *contrefaçons* et des imitations. On ne saurait être trop attentif sur le choix d'un agent des effets duquel dépend souvent la vie d'un malade, et qui, en raison de son énergie, doit être préparé avec le plus grand soin. C'est pourquoi on doit préférer aux préparations *sans nom* les vésicatoires d'Albespeyres, qui offrent la garantie d'un produit toujours identique, sous la signature d'Albespeyres.

Dans les cas de bronchites aiguës, de fluxion de poitrine, de pleurésie, d'inflammation des jointures, les médecins prescrivent souvent plusieurs vésicatoires volants successifs. Alors, il y a économie à employer la toile vésicante d'Albespeyres, parce que le même emplâtre peut servir jusqu'à trois fois de suite. Il suffit, quand on lève cet emplâtre, de l'essuyer et de le conserver dans un cornet de papier.

128. **VIN DE QUINQUINA.** — Mettez, dans une bouteille, 50 grammes de *quinquina gris* concassé menu ; ajoutez-y cinq ou six cuillerées d'eau-de-vie ordinaire. Après deux ou trois jours d'infusion, emplissez la bouteille de bon vin de Bordeaux et laissez encore infuser pendant un ou plusieurs jours ; puis, filtrez au travers d'un linge.

Il arrive, parfois, dans nos ports de mer, des navires chargés de quinquina qu'on offre au prix infime d'*un franc* le kilo. Ce bas prix montre bien qu'il s'agit d'une marchandise de qualité très inférieure, malgré sa belle apparence. De tels produits ne sont pas jetés au feu, comme ils le méritaient : mais ils trouvent des acheteurs qui les répandent dans le commerce. Dans l'impossibilité, pour le public, de distinguer le mauvais quinquina du bon, ou de reconnaître les préparations faites avec cette écorce de qualité si inférieure, nous conseillons aux malades de ne prendre que des spécialités de premier ordre, telles que le Quina Laroche, le vin de Bellini. Ceux qui fabriquent ces préparations si renommées sont des gens instruits, honnêtes, habiles, mais dont l'habileté consiste à faire tellement bien que personne ne puisse arriver à faire mieux qu'eux.

Pour le vin de Bellini, on emploie le quinquina royal, qui est de beaucoup le plus cher, avec l'excellent vin de Palerme, auquel on ajoute une proportion convenable de Colombo.

Quant au Quina Laroche, ce n'est point un vin de quinquina proprement dit, mais un élixir, une liqueur dans laquelle on fait entrer les principes actifs des trois principales espèces de quinquina, en quantité telle qu'une cuillerée de Quina Laroche représente trois fois la même quantité de vin de quinquina ordinaire.

Ces deux préparations que nous recommandons sont également bonnes pour remplir toutes les indications médicales du quinquina; mais à cause de la différence de véhicules, leur goût n'est pas le même, en sorte que telle personne pourra préférer le Quina Laroche, alors qu'une autre aimera mieux le vin de Bellini.

129. **VIPÈRE, COULEUVRE.** — En cas de morsure de serpent, tâchez de savoir si c'est une couleuvre ou une vipère. Si c'est une couleuvre, ne pas s'inquiéter; des compresses d'eau salée suffiront pour la guérir. Si c'est une vipère, faire saigner la plaie en la pressant ou même en la suçant. Ensuite, si la blessure est au-dessous du genou, entourer le membre, au-dessus du genou ou du coude, d'un lien faisant plusieurs tours et fortement serré, pour retarder la marche du venin. Ce lien sera fait de cordes, d'une cravate, d'une bretelle ou d'herbes tordues; pour faciliter le serrage, le tordre à l'aide d'un petit bâtonnet en guise de tourniquet. Cela fait, se hâter de gagner une habitation où les autres soins pourront être reçus ; se mettre au lit, boire abondamment, par petites tasses, de l'eau sucrée *très chaude*, dans laquelle on mettra un peu d'une liqueur alcoolique, telle que : eau-de-vie, eau de Cologne, eau de menthe, chartreuse ou toute autre liqueur forte qu'on pourra se procurer, en vue de provoquer et d'entretenir une transpiration abondante et soutenue. En cas de refroidissement, mettre des bouteilles d'eau chaude.

Pendant qu'on fera tout cela, une personne ira chercher un médecin qui achèvera la guérison.

VOIX. — Lisez l'article n° 22.

130. **VOMITIFS.** — Une circonstance qui se présente souvent, dans la prescription d'un vomitif, c'est que, après avoir fait son ordonnance, le médecin se retire sans avoir pensé à donner des explications sur

la manière d'administrer ce remède. Alors, quand arrive le moment d'agir, on se trouve fort embarrassé, s'il n'y a pas là quelqu'un qui ait l'expérience de la chose. C'est pour faire cesser cette difficulté que le Manuel renferme un article de trois pages sur la manière d'administrer les vomitifs.

Nous terminons ce petit ouvrage en mettant sous les yeux du lecteur l'énumération des articles qui se trouvent dans le Manuel du docteur Dehaut. Quelques-uns de ces articles sont très courts, d'autres sont fort détaillés; le tout forme un beau et fort volume de près de 500 pages, grand in-18.

La Maison *Le Perdriel*, de Paris, a établi, dans son importante usine, une fabrication spéciale de *pharmacies portatives* de divers modèles, depuis le plus simple jusqu'au plus complet. Les modèles les plus portatifs se nomment *pharmacies de poche;* ils sont destinés aux chasseurs, aux pêcheurs, aux ecclésiastiques, aux militaires et à toutes les personnes qui voyagent. Les autres modèles, beaucoup plus complets, sont nommés *coffres de secours;* ils sont destinés aux usines, aux manufactures, aux navires, aux maisons de charité, aux écoles, aux châteaux, aux fermes, aux exploitations industrielles et, en général, aux familles nombreuses.

Pour répondre aux besoins les plus variés, on a établi plus de vingt modèles différents, ce qui a nécessité la composition d'un *catalogue-album* dans lequel se trouvent toutes les indications sur le prix, la composition et les dimensions de chaque modèle. On peut se procurer, gratuitement, ce *catalogue des pharmacies portatives de Le Perdriel* dans les principales pharmacies de la France.

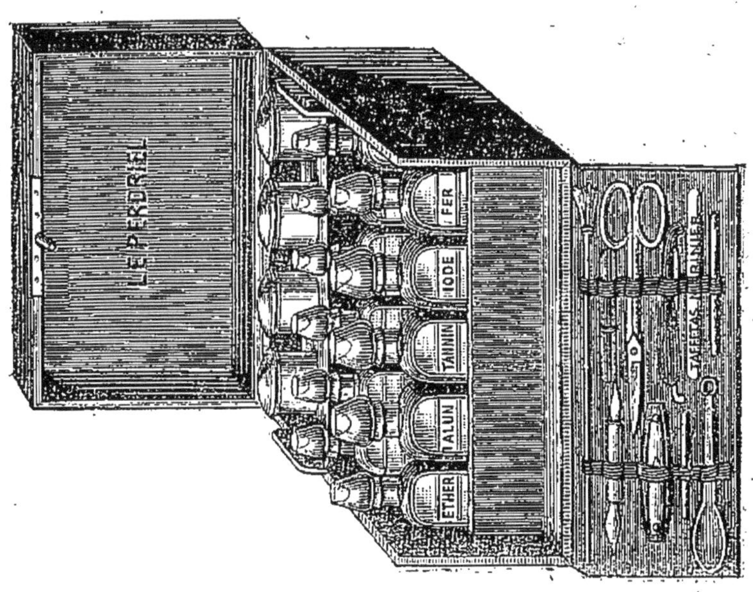

Spécimen du N° 2 de la Série des **Coffres de secours.**

1992-80. — CORBEIL, typ. et stér. CRÉTÉ.

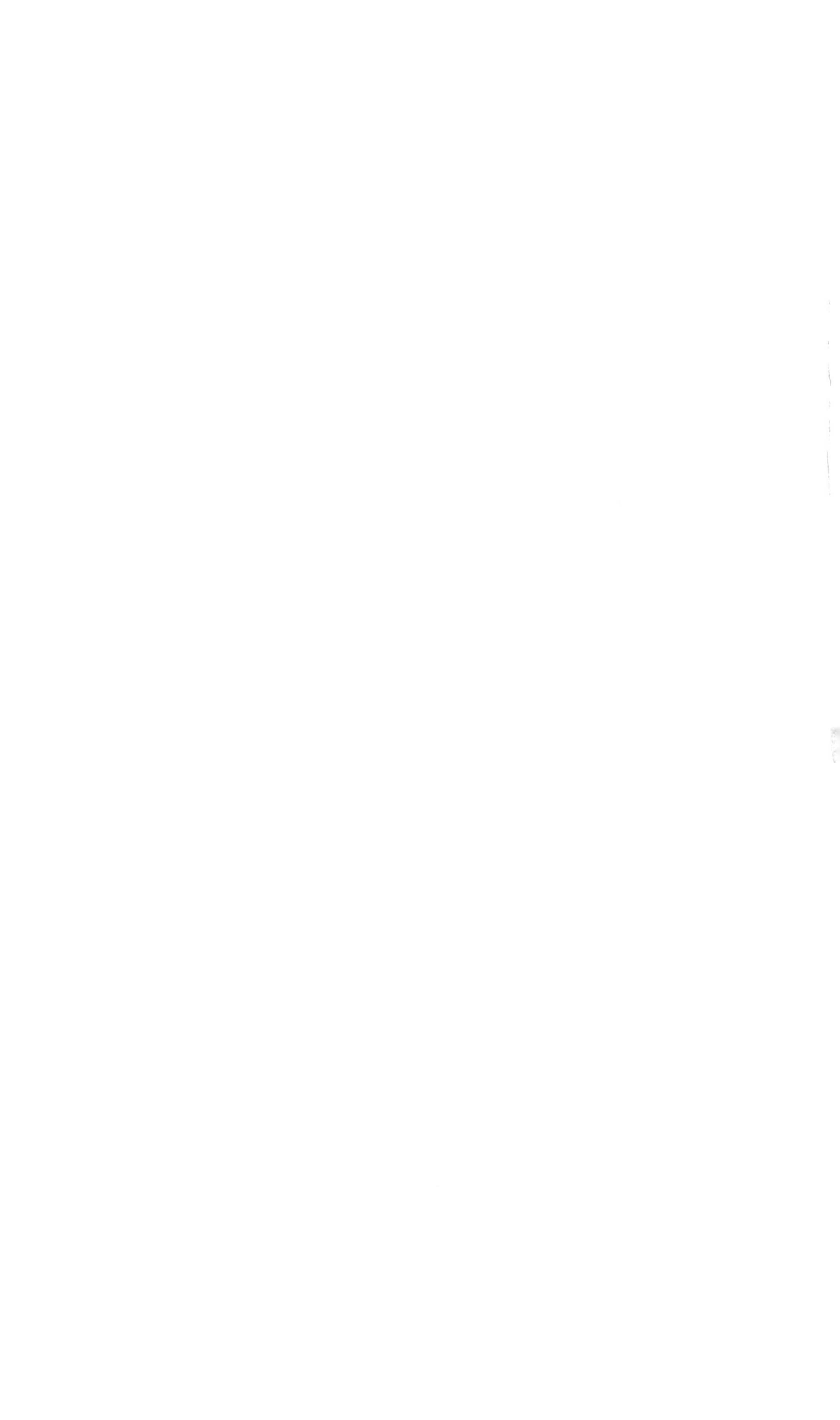

www.ingramcontent.com/pod-product-compliance
Ingram Content Group UK Ltd.
Pitfield, Milton Keynes, MK11 3LW, UK
UKHW020235220726
13923UKWH00002B/657

9 782019 66270